そのまま使える!

食物アレルギーの栄養食事指導

[監修] 海老澤元宏

[編集] 柳田　紀之
林　典子

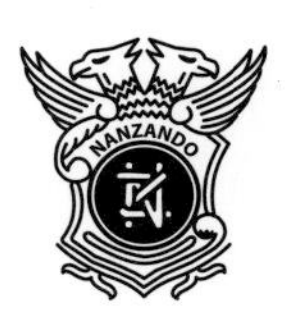

南山堂

監　修

海老澤元宏　国立病院機構相模原病院臨床研究センター臨床研究センター長

編　集

柳田　紀之　国立病院機構相模原病院小児科科長

林　　典子　十文字学園女子大学人間生活学部健康栄養学科准教授

執　筆

柳田　紀之　国立病院機構相模原病院小児科科長

林　　典子　十文字学園女子大学人間生活学部健康栄養学科准教授

渡邉八寿子　国立病院機構相模原病院臨床研究センターアレルギー性疾患研究部

朴　　善美　国立病院機構相模原病院臨床研究センターアレルギー性疾患研究部

高松　伸枝　別府大学食物栄養科学部食物栄養学科教授

中溝ゆかり　相模原市こども・若者未来局保育課副主幹

廣瀬　　郷　調布市教育委員会教育部学務課長

野中ひとみ　シダックス株式会社

（執筆順）

はじめに

この度「そのまま使える！シーン別 食物アレルギーの栄養食事指導」を編集の柳田紀之先生，林典子さんのご尽力および執筆者の皆様のおかげで発刊する運びとなりました．管理栄養士さんや栄養士さん向けに食物アレルギーに関連したレシピ本や教科書的な本を過去にいくつか出版していたので，最初に南山堂から本の企画の相談を受けた時点でどのようなコンセプトにするかを考えました．南山堂からは医師向けに「症例を通して学ぶ 年代別食物アレルギーのすべて」を 2013 年に発刊し，2018 年には改訂第 2 版を出させていただきました．管理栄養士さんや栄養士さんにとっては症例よりもさまざまな場面（シーン）が重要なのではないかと考え，林さんに「病院で，保育所で，学校で，行政でさまざまな場面を想定して管理栄養士さんや栄養士さん向けの本を作れば実践的に活用していただけるのではないかな」と提案しました．目次でもわかるように，本書においてすべての場面は管理栄養士さんや栄養士さんが患者さんと向き合う際にどのような点に注意しながら対応すべきかが書かれています．

病院における栄養食事指導では初めて食物アレルギーと診断された際の保護者との面談を想定し，鶏卵・牛乳・小麦を始めとして 9 種類の食物アレルギーに関して面談形式，さらに基礎知識にも触れながらわかりやすく解説されています．さらに離乳食の進め方の相談，食物経口負荷試験後の栄養食事指導，アレルギー表示（加工食品・外食）の説明，誤食の防止策，保育所での給食対応に関して面談形式で解説されています．生活管理指導表の意義と読み方をコラムとして，保育所や学校給食での面談へのつなぎとして取り上げています．

保育所や学校における給食対応，その他の対応に関しても実際にそれらに関わっている方々が執筆されており，作業工程や保護者との面談において注意すべきポイントが詳細にわかりやすく書かれています．

文字がぎっしりの教科書的な本とは異なり，わかりやすく読みやすい仕上がりになっています．食物アレルギーに関わる管理栄養士さんや栄養士さんにとって，手元に置いて活用していただける一冊になると思います．

2020 年 6 月

海老澤　元宏

目　次

食物アレルギー概論

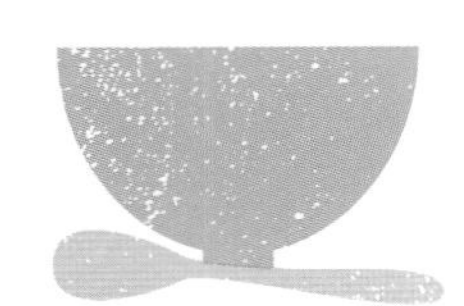

食物アレルギー概論

食物アレルギーの有症率は増加傾向にあり，栄養士として食物アレルギーに対応する機会は多く，すべての栄養士が食物アレルギーに対して適切に対応できることが望まれている．小児で最も多い原因食物は，鶏卵，牛乳，小麦である．食物アレルギーは乳幼児に多く，成長に伴って改善することが多い．治療・管理の原則は正しい診断に基づいた必要最小限の原因食物の除去である[1]．アレルギー専門医のもとで，実際に食物を食べさせる試験（食物経口負荷試験：以下，負荷試験）を行って，その結果に基づく栄養食事指導を行うことが重要である．食物アレルギー診療における栄養士の役割は非常に大きい．本項では食物アレルギーの概要について解説する．

食物アレルギーの定義・分類・症状

食物アレルギーとは，「食物によって引き起こされる抗原特異的な免疫学的機序を介して，生体にとって不利益な症状が惹起される現象」と定義されている[2]．

食物アレルギーの病型分類を**表 1** に示す．典型的なものは，原因食物の摂取後，数分から数時間以内に症状が出現する即時型アレルギーで，抗原特異的 IgE 抗体*が関与することが多い．まれに，症状が数時間遅れて出現する遅発型や，特異的 IgE 非依存性反応もありうる．症状は皮膚（蕁麻疹，発赤，瘙痒感など），呼吸器（咳，鼻汁，喘鳴，呼吸困難など），消化器（口腔・咽頭違和感，腹痛，嘔吐，下痢など），循環（血圧低下などのショック），神経（活動性の低下，意識消失など）などに出現する．また，特殊型として，特定の食物摂取後に運動することで全身蕁麻疹や喘鳴などを認める食物依存性運動誘発アナフィラキシー food - dependent exercise - induced anaphylaxis（FDEIA），果物や野菜を摂取後に口腔内違和感や口周囲に蕁麻疹を生じる口腔アレルギー症候群 oral allergy syndrome（OAS）がある．一方，鮮度が落ちたサバやサンマなどの摂取によるヒスタミン中毒などは食物アレルギーとは異なる病態である．

アナフィラキシーとは，「アレルゲン等の侵入により，複数臓器に全身性にアレルギー症状が惹起され，生命に危機を与える過敏反応」と定義される[2,3]．アナフィラキシーに血圧低下や意識障害を伴う場合を，アナフィラキシーショックという[2,3]．診断基準は**図 1** の通りである．アナフィラキシーの既往のある症例，またはアナフィラキシーを発現する危険性の高い症例には，患者が携帯する自己注射薬エピペン®を事前に処方することもある．アナフィラキシー症状を伴う場合，ためらわずエピペン®を使用し，必ず救急車で医療機関を受診する．

＊抗原特異的 IgE 抗体：IgE 抗体は，抗原と結合し，免疫学的な反応を介して即時型アレルギー反応を引き起こす抗体である．特異的 IgE 抗体検査はどのようなアレルゲンに対して反応するのか測定する検査である．抗体の反応の強さが数値で表されるが，症状の有無や症状の重症度とは必ずしも一致しない．

疫　学

食物アレルギーの有症率は乳児期が最も高く，加齢とともに漸減する．いくつかの疫学調査から，乳児期は 5〜10%（出生コホート），学童期は 4.6%（文部科学省），中学生が 2.2%，高校生が 2.6%（日本学校保健会）とされる[2)]．厚生労働省の調査では保育所入所児童の 4%が食物アレルギーであるとされ，1 歳児の 7.1%が食物アレルギーとされる（図 2）．

わが国における即時型アレルギーの原因食物として多いものは，鶏卵，牛乳，小麦であり，全体の 2/3 を占める．これ以降は，ピーナッツ，魚卵，果物，甲殻類，魚類，ソバ，木の実類，大豆などが続き，上位 10 項目で全体の 90% を占める[4)]．

特に治療などが行われなかった場合の自然経過（自然歴）は，原因食物によって大きく異なる．乳幼児期早期の主要原因食物である鶏卵，牛乳，小麦，大豆の自然耐性化（食べられるようになる）率は高いが，その他の原因食物は低いと考えられている．自然歴に関する報告は少ないが，日本での 136 人を対象とした調査[5)]では，3 歳までの耐性化率は鶏卵 31%，牛乳 60%，小麦 63%，大豆 78%，226 人を対象とした鶏卵アレルギー児の調査[6)]では，4 歳で 49%，5 歳で 59%，6 歳で 66%となっている．また，負荷試験で確実に診断された食物アレルギー児の自然歴の調査では，6〜8 割程度が就学前に耐性獲得（寛解）する（図 3）．

表 1　食物アレルギーの臨床型

臨床型		発症年齢	頻度の高い食物	耐性獲得（寛解）	アナフィラキシーショックの可能性	食物アレルギーの機序
新生児・乳児消化管アレルギー		新生児期 乳児期	牛乳（乳児用調整粉乳）	多くは寛解	(±)	主に 非 IgE 依存性
食物アレルギーの関与する乳児アトピー性皮膚炎		乳児期	鶏卵，牛乳，小麦，大豆など	多くは寛解	(＋)	主に IgE 依存性
即時型症状（蕁麻疹，アナフィラキシーなど）		乳児期〜 成人期	乳児〜幼児： 鶏卵，牛乳，小麦，ソバ，魚類，ピーナッツなど 学童〜成人： 甲殻類，魚類，小麦，果物類，ソバ，ピーナッツなど	鶏卵，牛乳，小麦，大豆などは寛解しやすい その他は寛解しにくい	(＋＋)	IgE 依存性
特殊型	食物依存性運動誘発アナフィラキシー（FDEIA）	学童期〜 成人期	小麦，エビ，果物など	寛解しにくい	(＋＋＋)	IgE 依存性
	口腔アレルギー症候群（OAS）	幼児期〜 成人期	果物・野菜など	寛解しにくい	(±)	IgE 依存性

（食物アレルギーの診療の手引き 2017. p. 1, 2017）

図１　アナフィラキシーの診断基準

以下の３項目のうちいずれかに該当すればアナフィラキシーと診断する.

1.　皮膚症状（全身の発疹，瘙痒または紅潮），または粘膜症状（口唇・舌・口蓋垂の腫脹など）のいずれかが存在し，急速に（数分〜数時間以内）発現する症状で，かつ下記 a，b の少なくとも１つを伴う

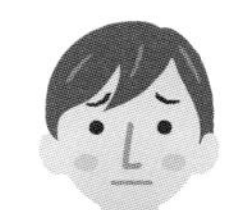

皮膚・粘膜症状

さらに，少なくとも右の１つを伴う

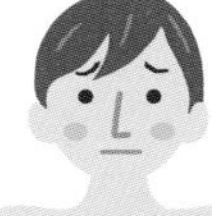

a．呼吸器症状
（呼吸困難，気道狭窄，喘鳴，低酸素血症）

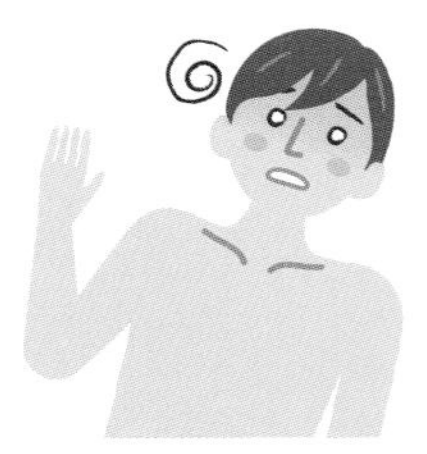

b．循環器症状
（血圧低下，意識障害）

2.　一般的にアレルゲンとなりうるものへの曝露の後，急速に（数分〜数時間以内）発現する以下の症状のうち，２つ以上を伴う

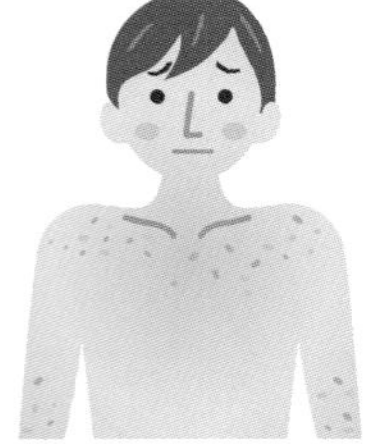

a．皮膚・粘膜症状
（全身の発疹，瘙痒，紅潮，浮腫）

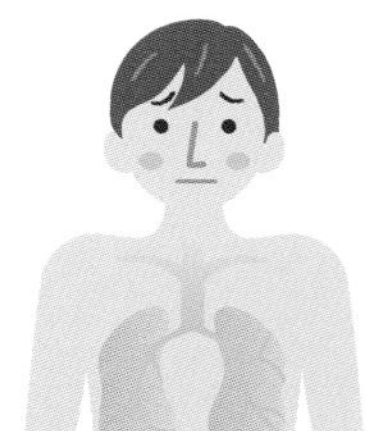

b．呼吸器症状
（呼吸困難，気道狭窄，喘鳴，低酸素血症）

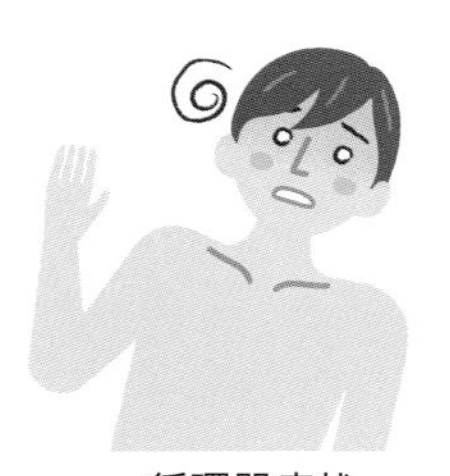

c．循環器症状
（血圧低下，意識障害）

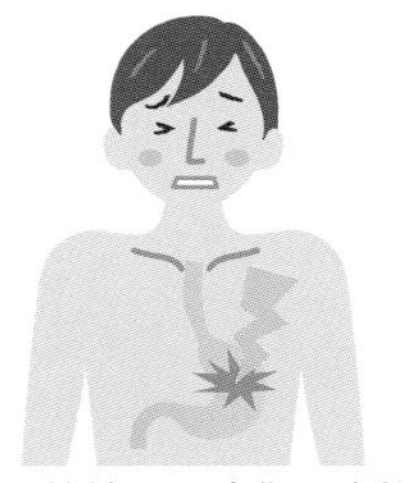

d．持続する消化器症状
（胸部疝痛，嘔吐）

3.　当該患者におけるアレルゲンへの曝露後の急速な（数分〜数時間以内）血圧低下

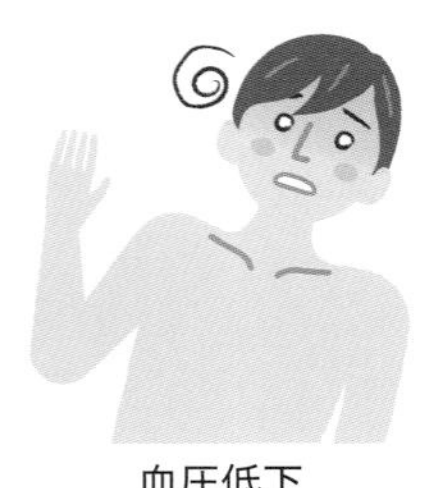

血圧低下

収縮期血圧低下の定義：平常時血圧の 70%未満または下記

生後１ヵ月〜11ヵ月	＜ 70mmHg
1〜10 歳	＜ 70mmHg ＋(2×年齢)
11 歳〜成人	＜ 90mmHg

(Simons FE, et al.: WAO Journal,4: 13-37,2011. Simons FE. J Allergy Clin Immunol, 125: S161-181,2010. Simons FE. et al.: アレルギー,62: 1464-1500,2013 を引用改変)

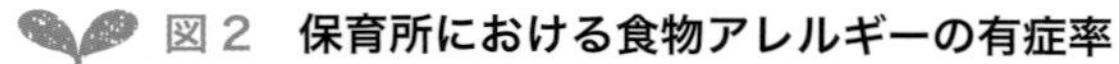

図2 保育所における食物アレルギーの有症率

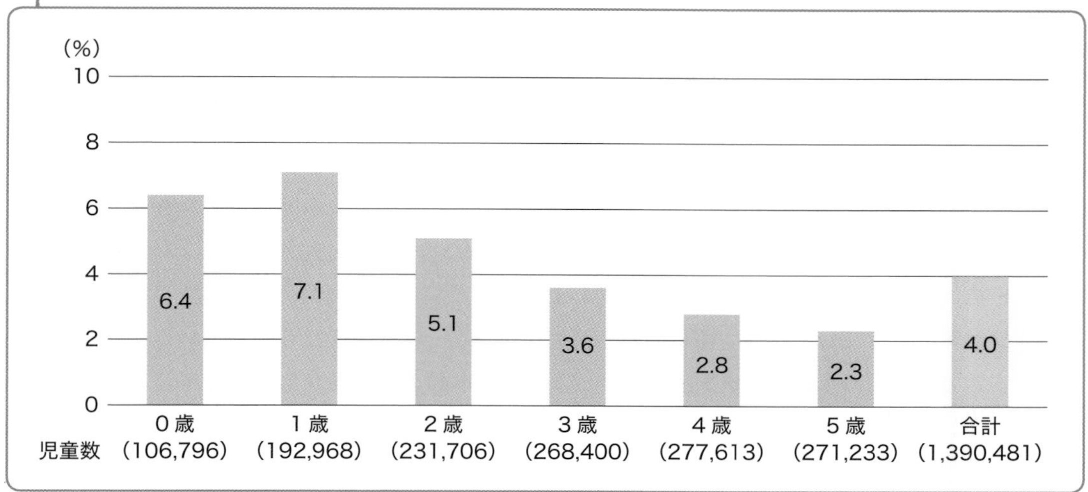

＊保育所入所児童のアレルギー疾患罹患状況と保育所におけるアレルギー対策に関する実態調査.

(柳田紀之, ほか：アレルギー, 67：202-210, 2018)

図3 負荷試験で診断された食物アレルギーの自然歴

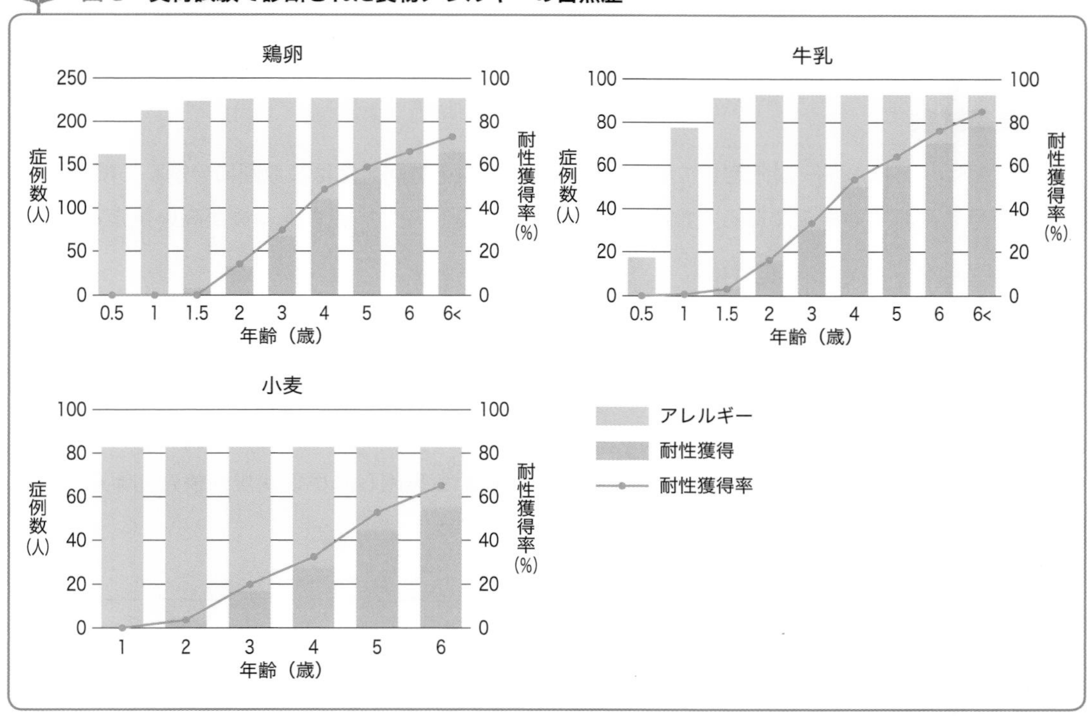

(Ohtani K, et al.: Allergol Int, 65:153-157, 2016, Koike Y, et al.: IAA, 176:249-254,2018, Koike Y, et al.: IAA, 175:177-180, 2018 を引用改変)

診　断

食物アレルギーの診断は，①特定の食物により，症状が誘発されること，②特異的IgE抗体など免疫学的機序の存在により確定する[2]．したがって，詳細な問診（湿疹はないか，その他のアレルギーは合併していないか，家族歴など）と，問診をもとに特異的IgE抗体検査（血液検査），皮膚プリックテストなどを選択し，結果を参考に診断する．また，1つのアレルゲンを構成する複数のタンパク質をアレルゲンコンポーネントといい，抗原によってはアレルゲンコンポーネントの特異的IgE抗体を測定することでより診断精度を上げることができる．例えば，鶏卵では，主要なアレルゲンは卵白に存在している．卵白のアレルゲンコンポーネントのうち，オボムコイドは加熱に対して安定であるため加熱後も抗原性（特異的IgE抗体へ結合できる状態）を保持しているが，オボアルブミンは加熱により変性するため抗原性を失う．したがって，卵白特異的IgE抗体が陽性であってもオボムコイド特異的IgE抗体が陰性あるいは低値である場合，加熱卵を摂取できる可能性があるため，負荷試験を実施し摂取可否を判断していく．**特異的IgE抗体検査（血液検査）や皮膚テストなどだけでは食物アレルギーを正しく診断できず，不必要な除去につながり，患者の栄養障害などを引き起こす可能性があるため推奨されない**．また，IgG，IgG4抗体には食物アレルギーの診断的価値はなく，一般診療として検査を行うことは推奨されない[1]．

負荷試験

負荷試験は，アレルギーが確定しているか疑われる食物を単回または複数回に分割して摂取させ，症状の有無を確認する検査である．食物アレルギーの診断において最も信頼性が高い検査とされる（図4）．

負荷試験の目的を表2に示す．病歴，検査結果などに応じ，負荷食品や総負荷量を決定し，単回または複数回に分割して摂取させ，症状出現の有無を確認する．「少量」の負荷試験の総負荷量は誤食などで混入する量を想定しており，「日常摂取量」は小学生の1回食事量を想定している[2]（図5）．最終的な総負荷量は年齢相当の1回食事量を目安とするが，少量で症状が誘発される可能性のある症例では，「少量」を目標量とする負荷試験から実施し，摂取状況や検査結果の推移を

表2　負荷試験の目的

1．食物アレルギーの確定診断（原因アレルゲンの同定）
　①感作されているが未摂取の食物の診断
　②即時型反応を起こした原因として疑われる食物の診断
　③食物アレルギーの関与を疑うアトピー性皮膚炎での確定診断（除去試験に引き続き行う）
　④症状誘発閾値の評価
2．安全摂取可能量の決定および耐性獲得の診断
　①安全摂取可能量の決定（少量〜中等量）
　②耐性獲得の確認（日常摂取量）

（食物アレルギー診療ガイドライン2016《2018年改訂版》．p. 101，協和企画，2018より転載）

図4　負荷試験の例

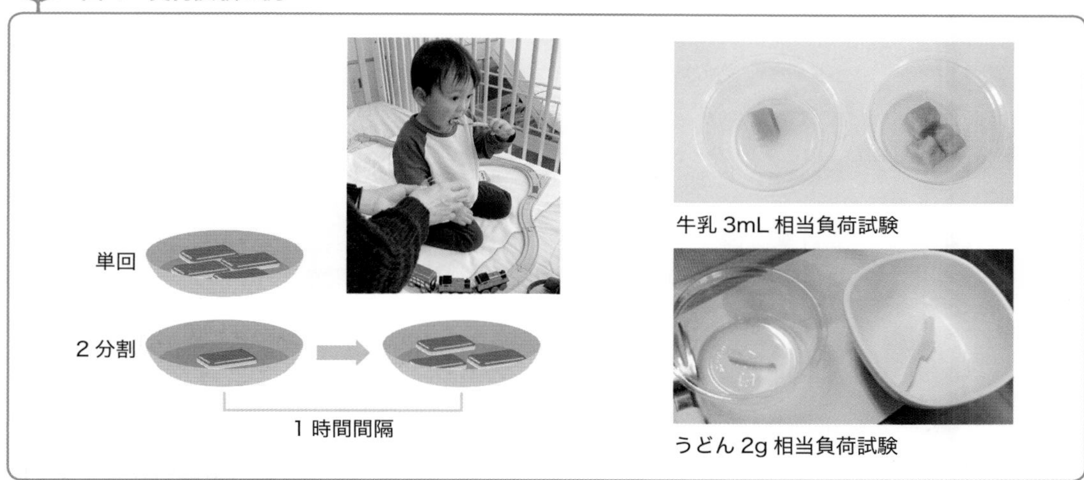

負荷試験は医師，看護師，栄養士などが協力して，誘発症状に対する対応ができる医療体制の下で，原因食物を単回または分割して摂取させる．

見ながら，段階的に安全に進めていく．負荷試験はどの食物でも0歳から行うことができるが，乳児に行う場合にはジュース状にするなど，形態の工夫が必要である[7]．原則として就学前にはすべての食品について摂取できるかどうか確認されていることが望ましい．

負荷試験の結果に基づいて具体的に摂取できる食品を示すことで，不必要な除去を減らし，生活の質の向上につながる（図6）．ただし，負荷試験には，症状への対応に熟練したアレルギー専門医のもとで安全に行うことが望ましい．

図5　**負荷試験の総負荷量の例**

負荷試験	負荷量（少量）
鶏卵	加熱卵黄1個，加熱全卵1/32個相当
牛乳	3mL 相当
小麦	うどん 2～3g

↓

負荷試験	負荷量（中等量）
鶏卵	加熱全卵1/8～1/2個相当
牛乳	15～50mL 相当
小麦	うどん 15～50g

↓

負荷試験	負荷量（日常摂取量）
鶏卵	加熱全卵 50g（1個）
牛乳	200mL 相当
小麦	うどん 200g，6枚切り食パン1枚

（食物アレルギー診療ガイドライン2016《2018年改訂版》．p. 105，協和企画，2018，より転載改変）

図 6　負荷試験結果に応じた摂取可能な食品例

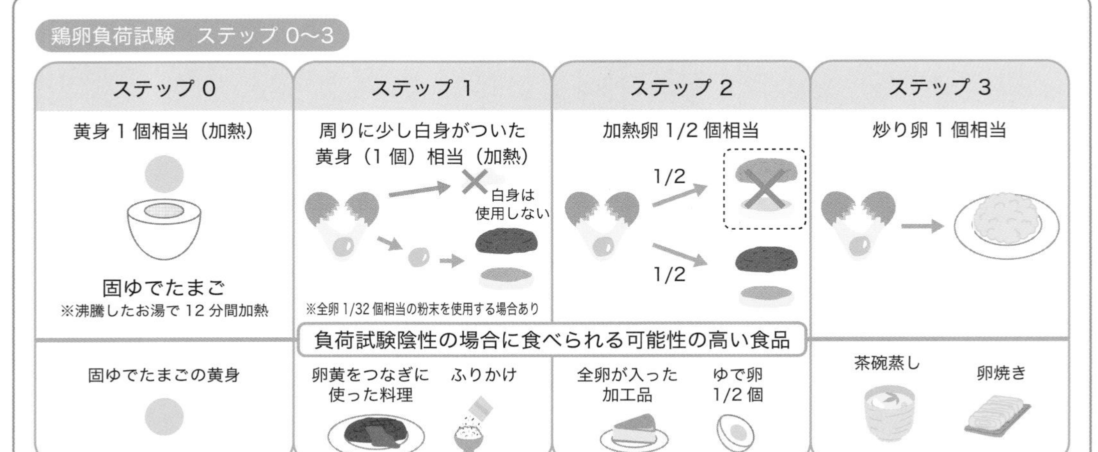

牛乳負荷試験　ステップ 0〜3
ステップ 0
牛乳 3mL 相当（加熱）
3mL
ステップ 1
牛乳 25mL（加熱）
25mL
ステップ 2
牛乳 50mL 相当（非加熱）
YOGURT
48g≒牛乳 50mL 相当
ステップ 3
牛乳 200mL
200mL
負荷試験陰性の場合に食べられる可能性の高い食品
バター
10g
バター入り
加工品
牛乳入り加工品
乳酸菌
飲料
1 本
食パン
1 枚
生クリーム
チーズ少量
牛乳そのもの

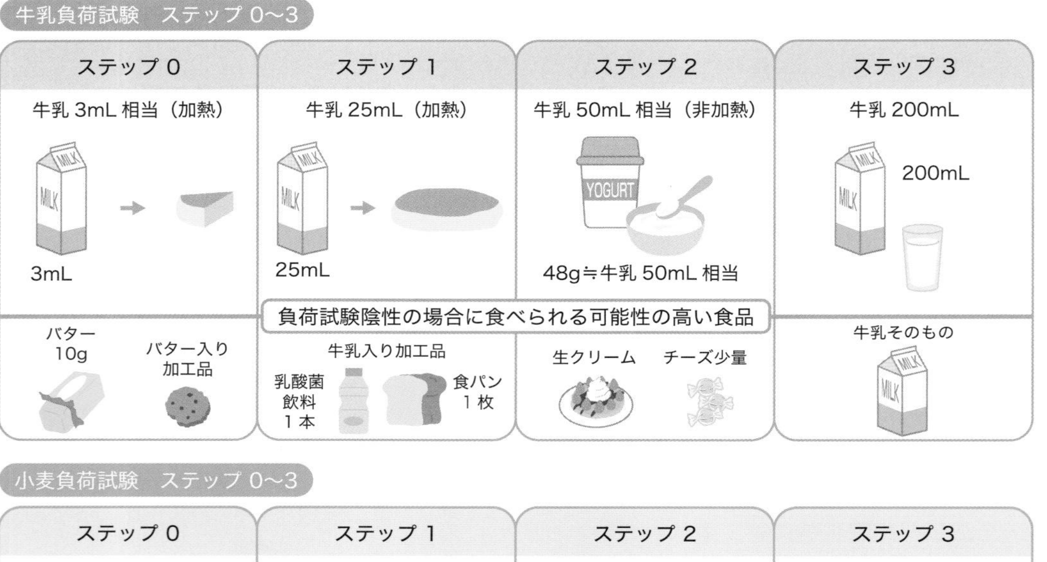

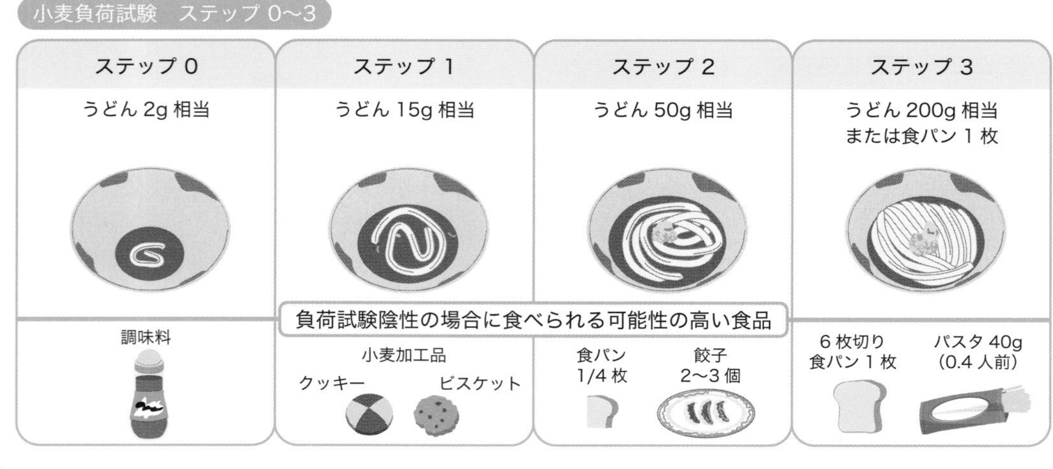

（相模原病院小児科　2015）

栄養食事指導

食物アレルギー診療における栄養食事指導の役割は非常に大きい．指導のポイントは，①必要最小限の除去，②安全性の確保，③栄養面の配慮，④患者と家族の生活の質の維持である[2)]．問診，検査結果や負荷試験結果などを踏まえ，個々の患者にあった栄養食事指導を行っていく．摂取可能な食品や調理方法などの具体的な指導を提示するよう心掛ける．アレルギー物質を含む食品表示対象は平成31年3月現在，「アレルゲン」として特定原材料7品目（表示義務あり）とそれに準ずる21品目（表示を推奨）の計28品目が表示対象となっており，誤食予防のために食品表示の詳細についても指導することが望ましい（p. 74参照）．

社会的対応─管理指導表や保育所・学校の対応，災害対応など

保育所や学校では集団生活のため，誤配膳・誤食などの事故が起こりやすい．そのため，「保育所におけるアレルギー対応ガイドライン」，「学校のアレルギー疾患に対する取り組みガイドライン」に基づき，リスク管理の観点から，自宅での摂取状況に関わらず，保育所や学校では完全除去で対応することになっている[2)]．原則として集団給食では食材の一部なら摂取可能といった部分解除は行わない．また，不適切な除去指示を防ぐため，医師が「保育所におけるアレルギー疾患生活管理指導表」または「学校生活管理指導表（アレルギー疾患用）」を記載し，過不足のない食物除去を指示することが重要である（p.90参照）．

災害発生時にはライフラインの確保に難渋することから，生命の危機にさらされ，各種アレルギーに応じた対応が難しくなることで，症状の誘発や増悪などが発生する可能性が高くなる．対策として，誤食を防ぐために摂取可能食品の有無をはっきり周知させること（例：カードに記載して持ち歩く），アレルギー対応食の備蓄をする，医薬品の備蓄をするなどの対策を日頃から取っておく必要がある．

発症予防

離乳食開始時期を遅らせることで食物アレルギーの発症を予防できるというエビデンスはない．最近では，鶏卵，ピーナッツを早期から摂取することで食物アレルギー発症を予防する効果がある，という論文が報告されている[8)]．それを受けて，2017年6月，日本小児アレルギー学会では，「鶏卵アレルギー発症予防に関する提言」[9)]を発表した．提言では，鶏卵アレルギー発症を予防することを目的に，アレルギー診療に精通した医師の管理のもと，生後6ヵ月から鶏卵を微量に摂取し始めることを推奨している．ただし，鶏卵アレルギーの発症の可能性がない乳児に対しての摂取推奨であり，すでに発症を疑われる児に対しては「食物アレルギー診療ガイドライン2016《2018年改訂版》」にしたがって，必要最小限の除去と段階的に負荷試験を行っていく対応となる．また，

離乳食以外の要因としては，乳児期早期発症のアトピー性皮膚炎の重症度が食物アレルギーの発症率と関連するといわれており，乳児期早期からの湿疹の治療も重要である．

本項では食物アレルギーの概要について解説した．食物アレルギーの分野の研究は近年大きく進歩している．早期導入による発症予防の考え方や，これまでの除去中心の指導から負荷試験などで確認した安全な範囲での摂取をすすめる治療へと大きく変わってきている．このため，職種を問わず，食物アレルギーに関する定期的な知識のアップデートが必要である．

参考文献

1） 食物アレルギーの診療の手引き 2017．
2） 食物アレルギー診療ガイドライン 2016《2018 年改訂版》．協和企画，2018．
3） 日本アレルギー学会：アナフィラキシーガイドライン．2014．
4） 今井孝成，ほか：消費者庁「食物アレルギーに関連する食品表示に関する調査研究事業」平成 23 年 即時型食物アレルギー全国モニタリング調査結果報告．アレルギー，65：942-946，2016．
5） 池松かおり，ほか：乳児期発症食物アレルギーに関する検討（第 2 報）：卵・牛乳・小麦・大豆アレルギーの 3 歳までの経年的変化．アレルギー，55：533-541，2006．
6） Ohtani K, et al.: Natural history of immediate-type hen's egg allergy in Japanese children. Allergol Int, 65: 153-157, 2016.
7） 柳田紀之，ほか：全卵粉末入りジュースを用いた食物経口負荷試験の検討．アレルギー，65：193-199，2016．
8） Du Toit G, et al.: Randomized trial of peanut consumption in infants at risk for peanut allergy. N Engl J Med, 372: 803-813, 2015.
9） 福家辰樹，ほか：日本小児アレルギー学会食物アレルギー委員会「鶏卵アレルギー発症予防に関する提言」日小児アレルギー会誌，31：1-10，2017．

病院での栄養食事指導

初めて食物アレルギーと診断されました

◆**患者の状況**

・初めて食物アレルギーと診断されて途方に暮れている．

・何に注意して生活をすればよいかわからない．

◆**患者がどのようなサポートを求めているか**

・食物アレルギーがある場合に知っておかなければいけないことは何か．

➡除去するべき食品，食べてよい食品，食品表示，代替栄養，代替献立，誤食を防ぐ方法などについて伝える．

a 導　入

こんにちは，栄養士の〇〇です．□□先生から△△さん（患者）の栄養食事指導の依頼がありましたので，私からお話しをさせていただきます．必要に応じてメモをとらせていただきますがよろしいでしょうか？

栄養士

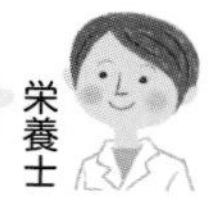

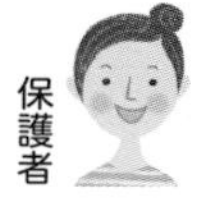

保護者

はい．よろしくお願いします．

b 除去アレルゲンの確認

□□先生からは，△△さんは●●アレルギーというお話があったかと思ますが間違いありませんか？

栄養士

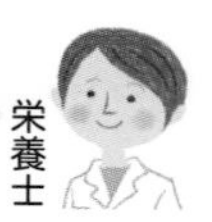

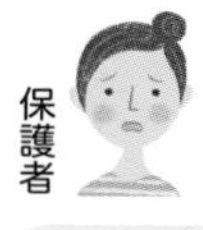

保護者

はい．●●アレルギーといわれました．

それでは●●アレルギーについてお話をさせていただきます．よろしくお願いします．

栄養士

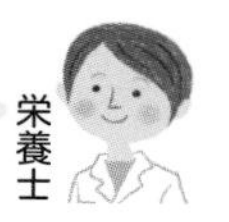

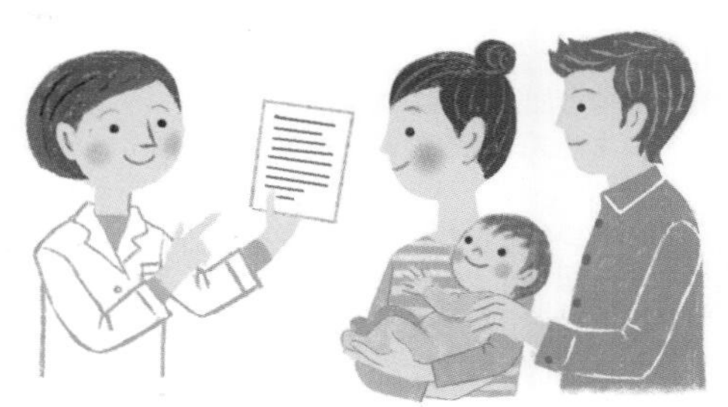

1 鶏卵アレルギー

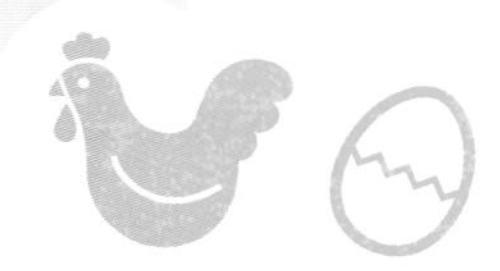

患者情報
0歳8ヵ月，△△さん．離乳食を開始している．
卵ボーロは食べていたが，卵がゆを食べさせたら身体に蕁麻疹が出た．

a 導　入　b 除去アレルゲンの確認 を行う（p. 13 参照）．

c 食べられないもの（除去するもの），食べてよいものの確認

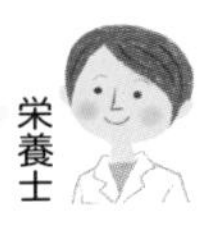
栄養士

鶏卵アレルギーの場合に食べられないもの（除去するもの）について具体的に説明します．こちらの表をご覧ください（表1を栄養指導資料として患者の保護者に渡す）．

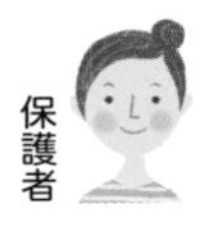
保護者

（資料を見ながら聞く）

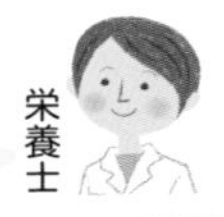
栄養士

鶏卵アレルギーの場合には，鶏の卵，原材料に鶏の卵を含む加工食品，うずらの卵などの鳥の卵を除去します（表1の鶏卵を含む加工食品の例を読み上げる）．
鶏肉，いくらやたらこなどの魚卵を除去する必要はありません．
マヨネーズや練り製品，洋菓子類には鶏卵が使用されていることが多いので注意してください．
鶏卵は容器包装された加工食品には表示の義務があります（p. 74 参照）．使用する前に表示をしっかり確認しましょう．
最近は，鶏卵を使用していない食品が多く市販されているので利用しやすい食品を見つけましょう．

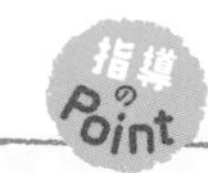

●除去するべきもの，除去しなくてもよいものを伝える．

・代替食品として，鶏卵を使用していないマヨネーズタイプの調味料，練り製品，ハムやウインナーなどが市販されていることを伝える．

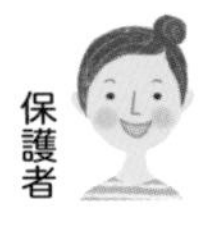
保護者

はい．わかりました．

表1　鶏卵アレルギーのときに除去するもの

① 食べられないもの
鶏卵と鶏卵を含む加工食品，その他の鳥の卵　（うずらの卵　など） ★基本的に除去する必要のないもの：鶏肉，魚卵
鶏卵を含む加工食品の例： マヨネーズ，練り製品（かまぼこ，はんぺんなど），肉類加工品（ハム，ウインナーなど） 調理パン，菓子パン，鶏卵を使用している天ぷらやフライ， 鶏卵をつなぎに利用しているハンバーグや肉団子， 洋菓子類（クッキー，ケーキ，アイスクリームなど）　など

（食物アレルギーの栄養食事指導の手引き 2017．p.15 より一部抜粋）

d 栄養について

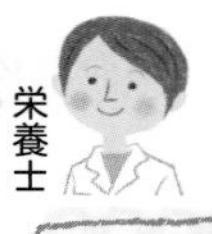

栄養士

鶏卵はタンパク質を豊富に含む食品ですが，鶏卵を除去していても，ごはんなどの主食，肉や魚などの主菜，野菜や果物などの副菜をバランスよく食べていれば，栄養状態に問題が出ることはありません（表 2）.

●食物アレルギーがあってもバランスよく食べていれば栄養摂取状態に問題が出ることが少ないことを伝える.

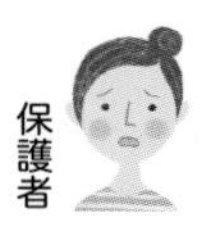

保護者

はい．でも卵を使わないで料理ができるか不安です.

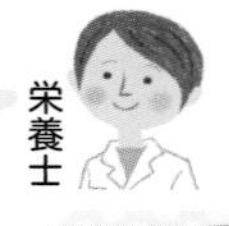

栄養士

鶏卵を使用しなくても，ハンバーグのつなぎにはじゃがいもや片栗粉などを利用したり，フライなどは溶き卵の代わりに小麦粉や米粉を水で溶いたものを使用したりして作ることもできます．栄養バランスに注意して献立を考えてみましょう（表 3）.

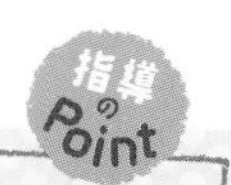

●除去食物を使用しないで調理する方法を伝える.

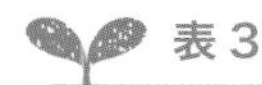

表 2　鶏卵 1 個（タンパク質 6g）に相当する食品

食　品	目安量	量
肉（赤身）	薄切り 2 枚	30～40g
魚	1/2 切れ	30～40g
豆腐（絹ごし）	1/2 丁	130g
牛乳	コップ 1 杯	180mL

＊量の換算は，「日本食品標準成分表 2015 年版（七訂）」.

（食物アレルギーの栄養食事指導の手引き 2017．参考資料より改変）

表 3

卵不使用のハンバーグ

■材料　4 人分

	材料	分量
A	豚ひき肉	150g
A	牛ひき肉	150g
A	塩	少々
A	こしょう	少々
	たまねぎ	50g（小 1/2 個）
	油	大さじ 1/2
	じゃがいも	100g（中 1 個）
	油	適量
	ソースまたはケチャップ	適量

■作り方

①たまねぎをみじんぎりにし，フライパンに油を入れて炒める.
②じゃがいもをすりおろす.
③ボウルに A と冷めた①と②を入れてねばりが出るまで混ぜる.
④ 4 当分にしてハンバーグの形に成形する.
⑤フライパンに油をひき，④を両面焼く.
⑥ソースまたはケチャップをかける.

e アレルゲンの特徴

鶏卵アレルギーの原因となるものは，卵黄と卵白に含まれるタンパク質です．鶏卵のアレルゲンであるタンパク質は，加熱をするとアレルゲン性（アレルギーを起こす強さ）が弱くなるという特徴があります．
（表 1 を示しながら）マヨネーズやアイスクリームは生卵の乳化性を利用した食品であり，クッキーなど高温で焼いた食品に比べると（アレルゲン性）が強いということになります．

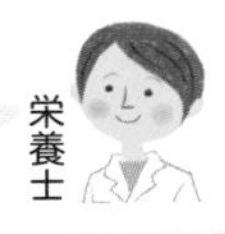

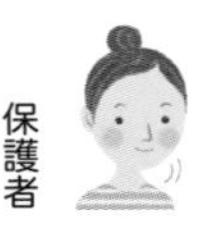

マヨネーズやアイスクリームは間違ってあげないように特に気をつけないといけないんですね．

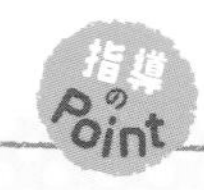

- 鶏卵のアレルゲン性について伝える．
  - 沸騰した湯で作ったゆで卵を食べられても，70℃程度で加熱された温泉卵を食べると症状が出るという事例などを用いて具体的に鶏卵のアレルゲン性の変化や違いについて伝える．

注意 マヨネーズやアイスクリームは間違って少量を食べさせてしまっただけでも強い症状が出る可能性があることを伝えましょう．

f 今後の見通し

今後，医師の指示に従って負荷試験（p. 6 参照）を受けていただくことになると思いますが，△△さんが症状なく食べられる鶏卵の量がわかったら，医師から食べてよい食品の指示があります．その指示に従って，鶏卵を使用している食品も食べ進めていくことになります（p. 8，図 6 参照）．

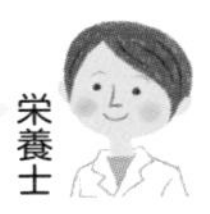

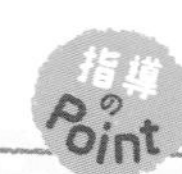

- 栄養士は，医師の診療方針について方向性を理解し，かみくだいて患者に伝える．

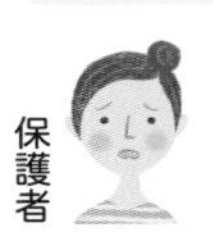

早くそうなるといいんですけど….

子どもの食物アレルギーは多くの方が治っていくことがわかっています．ずっと鶏卵を除去しなければならないケースは少ないので，あまり心配しすぎないようにしてください（p. 3 参照）．
今は，離乳食を進めている段階だと思いますが，これまで何度か食べさせて症状の出なかった食品については，これまで通り食べさせて構いません．
また，先生からもお話があったかと思いますが，卵ボーロはこれまで通り食べさせて構いません．

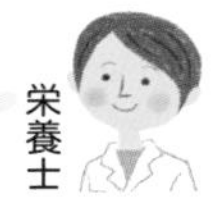

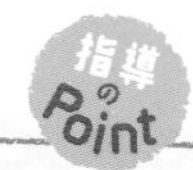

- あまり先のことまで考えて悲観的にならないようにサポートする．
- これまで食べて症状が出なかったものまで除去をしてしまわないように注意喚起する．

g 周囲への協力について

△△さんがアレルゲンである鶏卵を誤食（誤ってアレルゲンを食べてしまうこと）することなく，安全に食生活を送るためには，保護者の方だけでなく，△△さんのお食事やおやつを準備する方にも除去するものについて理解していただく必要があります．表1の資料をご家族や周りの方々にも共有して協力してもらいましょう．

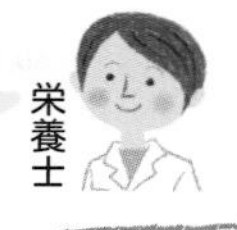

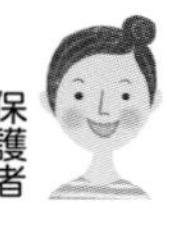

はい，わかりました．

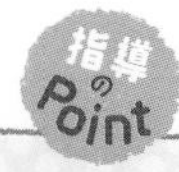

- 患者が安全な食生活を送るためには，保護者（特に日ごろ料理をする母親）だけでなく，他の家族や周りの人たちの協力を得ることができるか確認し，負担を軽減できるような助言をする．

本例での栄養食事指導のポイント

- 鶏卵はさまざまな食品に使用されているため，食品の原材料を確認するように指導する．
- 鶏卵アレルギーは子どもの成長とともに治っていくことが多いため，悲観的にならないようにサポートする．
- 離乳食を進めている段階で，これまで食べさせて問題のなかった食品（食物）については今後も食べさせてよいことを念押しする．

2 牛乳アレルギー

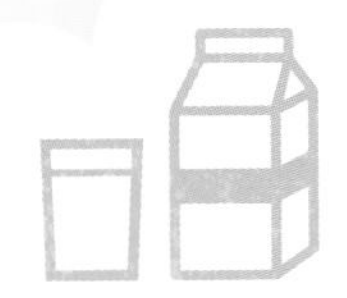

患者情報 0歳6ヵ月，△△さん．離乳食を開始している．
6ヵ月で人工乳を50mL程度飲ませたら，身体に蕁麻疹が出た．それまでは完全母乳であった．

a 導　入　**b 除去アレルゲンの確認** を行う（p.13参照）．

c 食べられないもの（除去するもの），食べてよいものの確認

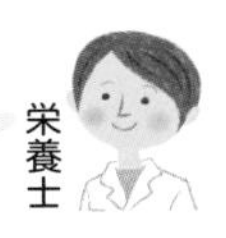

栄養士：牛乳アレルギーの場合に食べられないもの（除去するもの）について具体的に説明します．こちらの表をご覧ください（表1を栄養指導資料として患者の保護者に渡す）．

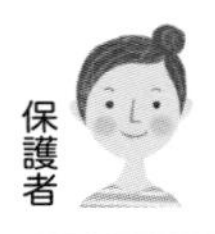

保護者：（資料を見ながら聞く）

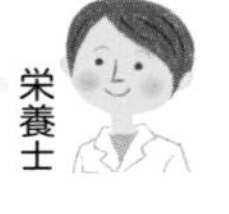

栄養士：牛乳アレルギーの場合には，牛乳，原材料に牛乳を含む加工食品を除去します（表1の牛乳を含む加工食品の例を読み上げる）．
牛肉には牛乳のタンパク質は含まれておりませんので，牛肉を除去する必要はありません．

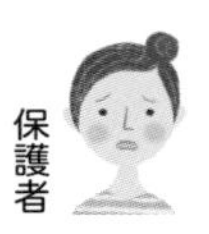

保護者：ハムとかウインナーにも牛乳が入ってるんですね…．わかりました．

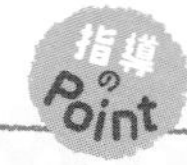

●乳製品および牛乳を含む加工食品例を伝えて，食べられないものをイメージしてもらう．

表1　牛乳アレルギーのときに除去するもの

① 食べられないもの
牛乳と牛乳を含む加工食品 ★基本的に除去する必要のないもの：牛肉
牛乳を含む加工食品の例： ヨーグルト，チーズ，バター，生クリーム，全粉乳，脱脂粉乳，一般の調製粉乳， れん乳，乳酸菌飲料，はっ酵乳，アイスクリーム， パン，カレーやシチューのルウ，肉類加工品（ハム，ウインナーなど） 洋菓子類（チョコレートなど），調味料の一部　など

（食物アレルギーの栄養食事指導の手引き2017．p.19より一部抜粋）

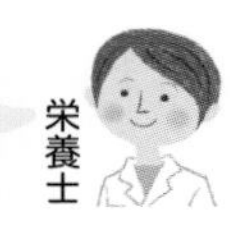

栄養士

そうなんです．牛乳は容器包装された加工食品には表示の義務があります（p.74 参照）．使用する前に表示をしっかり確認しましょう．

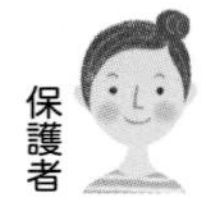

保護者

はい．表示を見るようにします．カレーのルウなども使えないんですね．

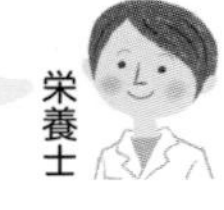

栄養士

乳製品を使用していないハムやウインナー，コンソメの素などの調味料，カレーやシチューのルウなどが市販されていますので，利用できる食品を見つけてみてください．大手のスーパーなどには置いてあるところが多いですし，インターネットでも購入できます．

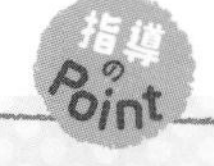

指導のPoint

●アレルギーに配慮された食品をあらかじめ調べて，サンプルを用意しておき，情報を提供できるようにしておくとよい．

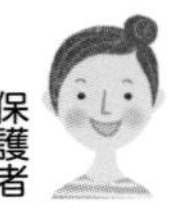

保護者

じゃあ，スーパーで探してみます．

d 栄養について

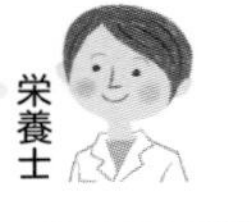

栄養士

食物アレルギーがあっても，ごはんなどの主食，肉や魚などの主菜，野菜や果物などの副菜をバランスよく食べていれば，栄養状態に問題が出ることは少ないのですが，牛乳アレルギーのお子さんはカルシウムの摂取が不足しがちになり，身長が伸びにくいという報告もあります[1~3]．カルシウムの多い食品（表 2）を積極的に利用するようにしてみてください．牛乳アレルギーが治ってくると身長が伸びるという報告もあります[4]．
0 歳児で母乳を飲んでいる赤ちゃんのカルシウム必要量は 250mg／日ですが，1 日に離乳食で 250mg のカルシウムを摂ることは難しいので，牛乳アレルギー用ミルクを利用していただけるとよいですね（表 3，4）．
先生から，アレルギー用ミルクについて説明があったと思います．

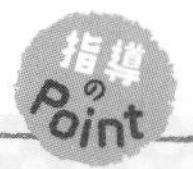

指導のPoint

●牛乳を除去する場合には，カルシウムの摂取量不足が懸念されるため，牛乳の代わりに使用できるカルシウムを多く含む食品を紹介する．

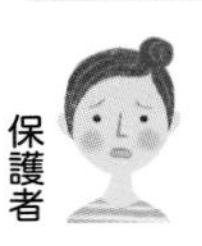

保護者

はい．「ミルフィー®を飲ませてみるように」と言われました．でも，また症状が出るんじゃないかとか，飲んでくれるのかなど不安です．

なるほど，不安ですよね．アレルギー用ミルクというのは，牛乳のアレルゲンであるタンパク質を症状が出ないように細かく分解してありますので，あまり心配されなくてよいと思います．
最初はスプーン１さじくらい飲ませて様子を見ると安心ですね．何もなければ，量を増やせますね．

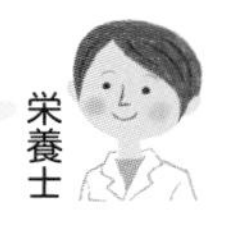

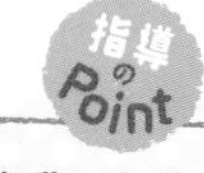

●医師から指示された牛乳アレルギー用ミルクを離乳食やおやつに積極的に利用してもらう．

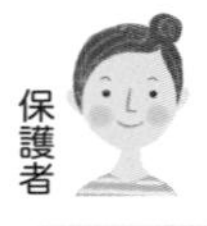

味はふつうのミルクと同じですか？

アレルギー用ミルクは，タンパク質を分解してあるので，独特の味や香りがします．その味や香りが苦手な赤ちゃんは，飲んでくれないこともありますが，生後6ヵ月頃から哺乳瓶で飲ませて慣れさせておくと拒否することは少ないと思います．△△さんが成長されて，味や香りをいやがるようになってしまった場合は，ココアなどで風味をつけてみるとよいと思います．

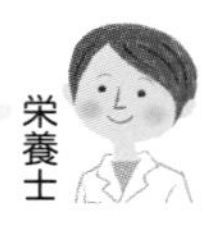

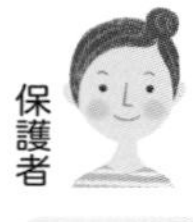

料理に使えますか？

はい．パンケーキやパンなどをご自宅で作られる場合にも，アレルギー用ミルクを利用されると，カルシウムの補給ができます．離乳食やおやつにもアレルギー用ミルクを取り入れてみてください．

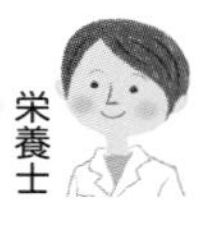

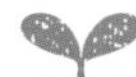

表２　カルシウム100mgに相当する食品

食　品	目安量	量
普通牛乳	コップ 1/2 杯	90 mL
アレルギー用ミルク	コップ１杯	180 mL
調整豆乳	コップ２杯弱	320 mL
豆腐（木綿）	1/3 丁	120 g
しらす干し	2/3 カップ	50 g
さくらえび（素干し）	大さじ 1〜2 杯	5 g
干しひじき	大さじ 1〜2 杯	10 g
切干大根（乾）	小鉢 1/2 皿	19 g
まいわし（丸干し）	1/4 尾	22 g
ゴマ	大さじ１杯	9 g
小松菜（ゆで）	２株	70 g

＊量の換算は，「日本食品標準成分表 2015 年版（七訂）」に基づく．
（食物アレルギーの栄養食事指導の手引き 2017．参考資料より）

表3　カルシウムの食事摂取基準（mg/日）

性　別	男　性		女　性	
年　齢	目安量	推奨量	目安量	推奨量
0～5（月）	200	-	200	-
6～11（月）	250	-	250	-
1～2（歳）	-	450	-	400
3～5（歳）	-	600	-	550
6～7（歳）	-	600	-	550

（厚生労働省：日本人の食事摂取基準（2020年版）より改変）

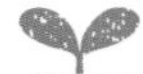

表4　牛乳アレルギー児が利用できるミルク

		加水分解乳				アミノ酸乳	大豆乳
		明治ミルフィー®HP（明治）	MA-mi（森永乳業）	ペプディエット（雪印ビーンスターク）	ニューMA-1（森永乳業）	明治エレメンタルフォーミュラ®（明治）	ボンラクトi（アサヒグループ食品）
最大分子量※1		3,500以下	2,000以下	1,500以下	1,000以下	−	−
乳タンパク※2	カゼイン分解物	−	＋	＋	＋	−	−
	乳清分解物	＋	＋	−	−		
その他の主な組成	乳糖	−	＋	−	−	−	−
	大豆成分	−	−	大豆レシチン	−	−	＋
	ビタミンK	＋	＋	＋	＋	＋	＋
	銅・亜鉛	＋	＋	＋	＋	＋	＋
	ビオチン	＋	＋	＋	＋	＋	＋
	カルニチン	＋	＋	±（添加はないが微量含む）	＋	＋	＋
	セレン	−	−	−	−	−	＋
カルシウム（mg）調整100mLあたり		54（14.5%調乳）	56（14%調乳）	56（14%調乳）	60（15%調乳）	65（17%調乳）	53（14%調乳）

（食物アレルギーの栄養食事指導の手引き2017．p.18より）

●**加水分解乳：**牛乳のタンパク質を酵素によって加水分解したミルクである．

※1：表にある加水分解乳4種類は，加水分解された牛乳のタンパク質の分子の大きさが異なる．この中で最も小さい分子に分解されているミルクがニューMA-1，最も分子の量が大きいミルクが明治ミルフィー®HP．

※2：またそれぞれのミルクは，分解されているタンパク質の種類が異なる．例えば，ニューMA-1はカゼイン，明治ミルフィー®HPは乳清が分解されている．

・タンパク質の分子量の大きいミルクの方が飲みやすく，分子量が小さくなるほどアミノ酸特有の香りが強くなる．

●**アミノ酸乳：**アミノ酸乳は，牛乳のタンパク質を使用せずアミノ酸で作られたミルクである．

●**大豆乳：**大豆乳は，牛乳のタンパク質を使用せず大豆タンパクを使用したミルクである．

＊重症の牛乳アレルギー児の場合には，分子量の大きいミルクでは症状が出ることがあり，その場合は他の分子量の小さい加水分解乳を試すことになる．いずれの加水分解乳でも症状が出る場合は，アミノ酸乳を試すことになる．そのため，**患者がどの牛乳アレルギー用ミルクを使用するかは医師が判断する．**

e アレルゲンの特徴

牛乳アレルギーの原因となるものは，牛乳に含まれるタンパク質です．
乳製品の中では，バターはほとんどが油でタンパク質はあまり含まれていませんが，チーズはタンパク質のかたまりです．ですので，同じ量のバターとチーズを比較すると，バターよりもチーズのほうがアレルゲン性（アレルギーを起こす強さ）が強いと考えます．特にチーズや脱脂粉乳などの**牛乳のタンパク質を多く含む食品を誤食しないように注意しましょう**．

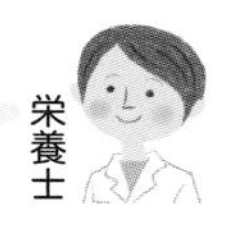

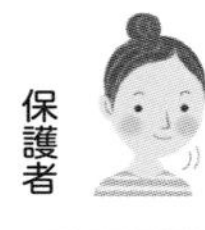

チーズよりもバターのほうが怖いイメージがありました．

そう思われる方は多くいらっしゃいます．バターのほうが太りやすい，というようなイメージがあるからでしょうか．
それから，牛乳のタンパク質はオーブンで焼くような180～200度くらいの高温で加熱するとアレルギー症状を起こしにくくなることが知られていますが[5,6]，100度程度の加熱をしてもあまり性質が変わりませんので，加熱をすれば必ずアレルギー症状を起こさないということはありません．

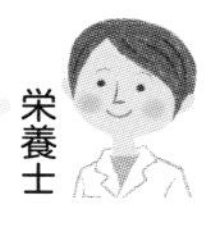

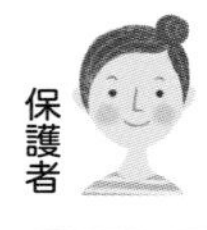

牛乳は加熱をするとアレルギーを起こす力が弱くなるってネットに書いてありましたけど…．

インターネットの情報には惑わされますよね．インターネットには根拠のない情報が溢れていますので気をつけてください．
今後，食品表示を見て利用できる食品を選んでいただくことになりますが，表示には，牛乳なのかそうでないのか，わかりにくいものがあります．

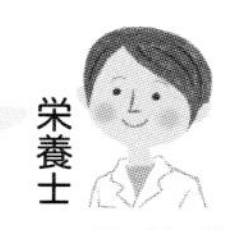

指導のPoint

●紛らわしい表示用語について説明し，利用できるものを理解してもらう．

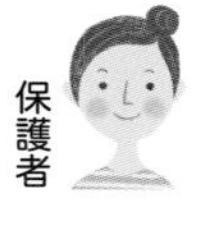

どうやって牛乳が入っていない食品を選べばよいですか？

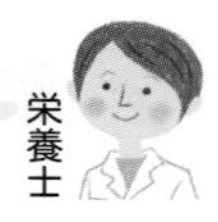

乳酸菌，乳酸カルシウム，乳酸ナトリウム，乳化剤，カカオバター，ココナッツミルクなどは，牛乳のタンパク質が含まれていませんので利用することができます．ただし，「乳化剤（乳を含む）」など，「(乳を含む)」と表示されている場合には，利用することはできません（p.74 参照）．

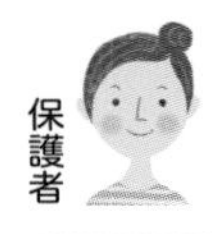

乳酸菌はいいんですか？

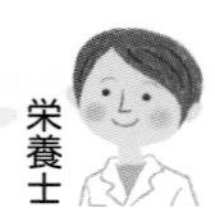

「乳酸菌」とだけ表示がある場合は，大豆などの植物由来の乳酸菌であると考えられますので摂取できます．ただし，「乳酸菌飲料」は牛乳のタンパク質が含まれており，除去しなければいけませんので注意してください．

f 今後の見通し　g 周囲への協力について は「鶏卵アレルギー」と同様（p16,17 参照）．

本例での栄養食事指導の Point

- 牛乳・乳製品以外の食品からカルシウムを補う．アレルギー用ミルクの利用は，医師の指示に従う．
- アレルギーに配慮された食品を利用し，食生活の QOL を維持，向上させる．
- 牛乳アレルギーは子どもの成長とともに治っていくことが多いため，悲観的にならないようにサポートする．
- 離乳食を進めている段階で，これまで食べさせて問題のなかった食品（食物）については，今後も食べさせてよいことを念押しする．

●参考文献

1) Robbins KA, et al.: Milk allergy is associated with decreased growth in US children. J Allergy Clin Immunol, 134: 1466-1468, 2014.
2) Mehta H, et al.: Growth comparison in children with and without food allergies in 2 different demographic populations. J Pediatr, 165: 842-848, 2014.
3) Mukaida K, et al.: The effect of past food avoidance due to allergic symptoms on the growth of children at school age. Allergol Int, 59: 369-374, 2010.
4) Yanagida N, et al. Does Terminating the Avoidance of Cow's Milk Lead to Growth in Height? Int Arch Allergy Immunol, 168: 56-60, 2015.
5) Leonard SA, et al.: Baked milk- and egg-containing diet in the management of milk and egg allergy. J allergy Clin Immunol Pract, 3: 13-23, 2015
6) Bloom KA, et al.: Effect of heat treatment on milk and egg proteins allergenicity. Pediatr Allergy Immunol, 25: 740-746, 2014.

3 小麦アレルギー

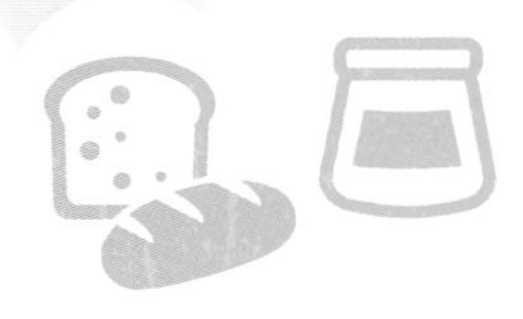

患者情報　0歳7ヵ月，△△さん．離乳食を開始している．
7ヵ月でうどんを3口程度食べさせたら口の周りが紅くなり，身体に蕁麻疹が出た．

a 導　入　b 除去アレルゲンの確認 を行う（p.13 参照）．

c 食べられないもの（除去するもの），食べてよいものの確認

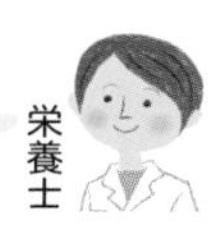

栄養士：小麦アレルギーの場合に食べられないもの（除去するもの）について具体的に説明します．こちらの表をご覧ください（表1を栄養指導資料として患者の保護者に渡す）．

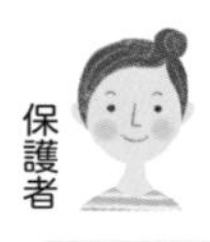

保護者：（資料を見ながら聞く）

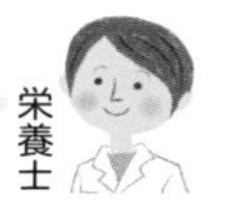

栄養士：小麦アレルギーの場合には，小麦製品と小麦を含む加工食品を除去します（表1の小麦を含む食品の例を読み上げる）．

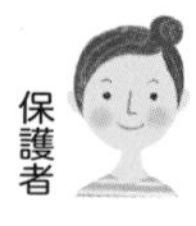

保護者：薄力粉も除去なんですね．

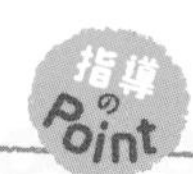

●小麦を製品および小麦を含む加工食品例を伝えて，食べられないものをイメージしてもらう．

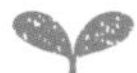

表1　小麦アレルギーのときに除去するもの

①食べられないもの
小麦と小麦を含む加工食品 ★基本的に除去する必要のないもの：醤油，穀物酢
小麦粉：薄力粉，中力粉，強力粉，デュラムセモリナ小麦 **小麦を含む加工食品の例：** パン，うどん，マカロニ，スパゲティ，中華麺，麩，餃子や春巻の皮， お好み焼き，たこ焼き，天ぷら，とんかつなどの揚げもの，フライ シチューやカレーのルウ，洋菓子類（ケーキなど），和菓子（饅頭など） ＊大麦の摂取可否は主治医の指示に従う．

（食物アレルギーの栄養食事指導の手引き 2017．p.22 より一部抜粋）

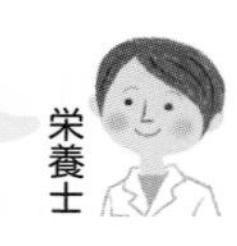

はい．薄力粉，中力粉，強力粉は除去することになります．薄力粉はパンケーキやお菓子を作るときに使用するもので，強力粉はパンなどを作るときに使用するものです．
デュラムセモリナ粉はスパゲッティなどのパスタの原材料です．インターネットなどで，“小麦アレルギーの人でもデュラムセモリナ粉なら食べられる”と根拠のないことが書かれているのを見かけますが，デュラムセモリナ粉も除去します．
小麦は容器包装された加工食品には表示の義務があります（p.74 参照）．使用する前に表示をしっかり確認しましょう．

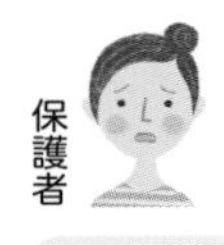

食べられないものがいっぱいありますね….

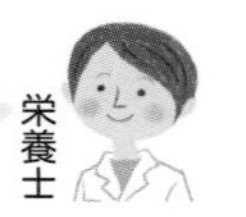

そうですね．小麦を使用している食品はとても多いのでご不便に感じられるかもしれません．でも，スーパーやインターネットなどで，小麦を使用していない米粉パン，麺類，ハムやウインナー，カレーやシチューのルウ，コンソメの素などの調味料，パンケーキミックス，お菓子類なども販売されていますし，離乳食などもありますので，利用できる食品を見つけてみてください．
病院の近くですと〇〇（店名）はアレルギーに配慮された食品が充実していますので，ご覧になってみてください．

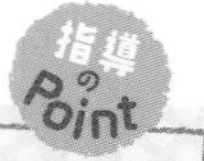

●アレルギーに配慮された食品を扱っているお店をあらかじめ調べて，情報を提供できるようにしておくとよい．

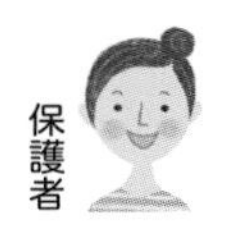

そうなんですね．帰りに寄ってみます．醤油やお酢は使えますか？

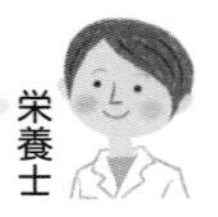

醤油の原材料には，「小麦」と表示されていますが，醤油の原材料に利用される小麦は，醸造過程で小麦のアレルゲンがなくなっていますので，醤油を除去する必要はありません[1]．
また，穀物酢には，とうもろこしからできている酢，小麦からできている酢などがありますが，小麦からできている穀物酢も除去する必要は基本的にありません．
まだお酢は離乳食に使用しないと思いますが，もう少し大きくなってきたら小麦から作られた穀物酢を利用してよいか主治医に確認してみてください．

d 栄養について

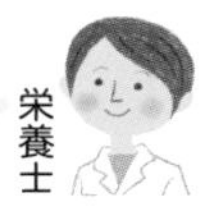

小麦を除去する場合には，パンや麺類などが使用できないので不便かとは思いますが，ごはんや米でできた麺類などを食べていれば栄養摂取に問題が出るようなことはありません．米粉のパンケーキミックスなどを利用して，おやつ作りなども楽しんでいただきたいと思います．

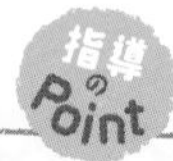

●小麦を除去する場合には，主食や間食には，ごはん，米パン，米や雑穀の麺などを利用する．

e アレルゲンの特徴

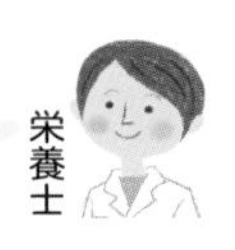

小麦アレルギーの原因となるものは，小麦に含まれるタンパク質です．当面の間は，先ほど説明したような食品（表 1）を全面的に除去していただくことになります．
先ほど，薄力粉，中力粉，強力粉を除去するお話をしましたが，強力粉のほうが薄力粉よりもアレルギー症状を起こしやすい，ということはありません．ただ，薄力粉と強力粉が同量，例えば 10g ずつあるとすると，10g の粉の中に含まれる小麦タンパク質の量は，薄力粉よりも強力粉のほうが多く，タンパク質の量が多いほうがアレルゲン性（アレルギーを起こす強さ）は強くなるので，10g の薄力粉よりも 10g の強力粉のほうがアレルゲン性は強い，と解釈できます．
また，離乳食で利用しやすいお麸は，小麦のタンパク質からできています．お麸を少量食べただけでも強く症状が出ることがありますので注意してください．

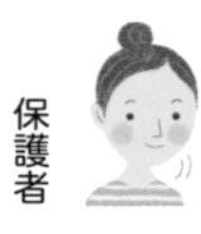

そうか，お麸も小麦なのですね．あんまり考えていませんでした．

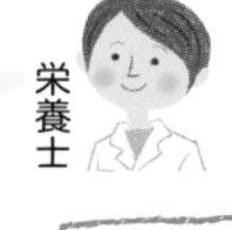

わかりにくいですよね．それと，市販されている米粉パンなどの原材料に「グルテン」と表示されていることがあります．グルテンは小麦のタンパク質のことですので，米粉パンなどは，グルテンを含まないもの，グルテンフリーのものを選びましょう．

●グルテンは小麦のタンパク質であるため，米粉パンなどを選ぶ際にはグルテンを含まないものを選ぶように伝える．

保護者

グルテンですか．気をつけます．

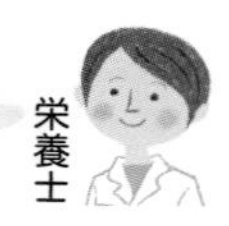

はい．大麦については先生から何かお話がありましたか．

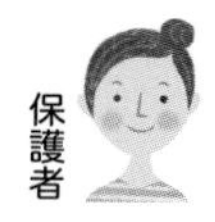

いいえ，大麦の話は特にありませんでした．

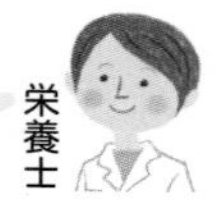

そうですか．小麦アレルギーの方の中には，大麦でも症状が出る方がいらっしゃいます．大麦は，麦茶の原材料にもなっています．麦茶に含まれる大麦のタンパク質は非常に少ないため，大麦アレルギーでも摂取できる方がほとんどですが，麦ご飯には大麦のタンパク質が多く含まれているので，症状が出ることがあります．保育所などの給食では大麦を使用した麦ごはんが提供されることもあるので，その前に食べて問題がないかを確認しておく必要があります．麦の仲間には，オートミールの原材料のオーツ麦（えん麦），ライ麦パンの原材料に使われるライ麦，はと麦茶の原材料のはと麦などもあります．今後，主治医に大麦や麦類の摂取についても相談してください．

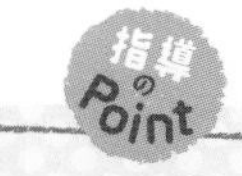

●大麦の摂取可否については医師の指示に従う．

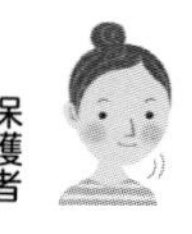

小麦と大麦などは別のものなのですね．また先生に聞いてみます．

f 今後の見通し **g 周囲への協力について** は「鶏卵アレルギー」と同様（p.16,17参照）．

本例での栄養食事指導のPoint

- 小麦アレルギーは子どもの成長とともに治っていくことが多いため，悲観的にならないようにサポートする．
- 離乳食を進めている段階で，これまで食べさせて問題のなかった食品については，今後も食べさせてよいことを念押しする．
- 小麦はさまざまな加工食品に含まれているため，原材料を必ず確認してから利用する．
- 醤油の原材料には小麦が含まれるが，醤油を除去する必要はない．
- グルテンを含むものは除去をする．
- 大麦，ライ麦などの麦類の摂取可否は医師の指示に従う．

●参考文献

1）古林万木夫，ほか：醤油醸造における小麦アレルゲンの分解機構．日小児アレルギー会誌，21：96-101，2007．

4 ピーナッツアレルギー

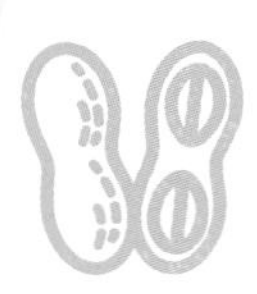

患者情報

2歳5ヵ月，△△さん．
2歳0ヵ月時，ピーナッツバターを塗った食パンをはじめて食べ，全身の蕁麻疹を認めた．特異的IgE抗体価はピーナッツ：22.6 U_A/mL，Ara h 2*：10.7 U_A/mLであり，医師からピーナッツアレルギーと診断され，ピーナッツ完全除去を指示された．

＊：ピーナッツの主要アレルゲン

解説

ピーナッツアレルギーの有症率は増加傾向にあり，保育所における全国調査では小麦アレルギーよりも頻度が高い．ピーナッツそのものは誤嚥のリスクがあるため，3歳以降で診断されることが多い．ピーナッツアレルギーは20%程度が耐性獲得するといわれている．また，半数以上はピーナッツ1g以上で反応すると報告されており，まず少量を総負荷量とした食物経口負荷試験（以下，負荷試験）を行うとよい．日本の食習慣ではピーナッツは鶏卵や乳に比べ，乳幼児期の摂取頻度は低いため，ピーナッツよりも鶏卵，牛乳，小麦などの負荷試験が優先されることが多い．

a 導入 b 除去アレルギーの確認 を行う（p.13参照）．

c 食べられないもの（除去するもの），食べてよいものの確認

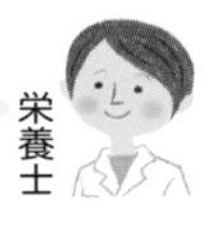

ピーナッツアレルギーの場合には，ピーナッツ（落花生）そのものと，ピーナッツバター，ピーナッツクリーム，ピーナッツオイルなどを利用した加工食品の除去が必要です．
カレーや冷やし中華のタレなど，食品の見た目だけでは判断しにくい形で使用されている場合があるので，注意してください．

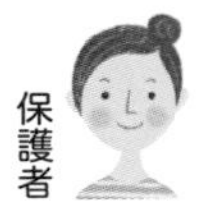

いろいろな料理に使われているのですね，気をつけます．

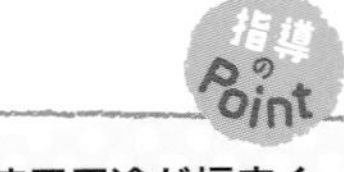

● **ピーナッツは使用用途が幅広く，思いがけない食品に使われている場合があることと，除去の必要な食品を伝える．見た目で判断ができないので，原材料の確認を必ず行うように注意喚起をする．特に微量の摂取でも重篤な症状を起こす患者には誤食のないように，原材料表示の見方や外食の注意点を指導する．**

・ピーナッツを含む食品の一例として，沖縄方面の郷土料理ジーマーミー（落花生）豆腐，和菓子，スナック菓子，ドレッシング，カレールウ・ソースの隠し味などに含まれる．中華料理では，コクを出すためにピーナッツバターや，炒め油としてピーナッツオイルを使うことが多い．

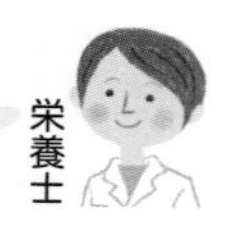

ピーナッツは，容器包装された加工食品には，微量でも含まれていた場合に表示の義務がある品目です．したがって原材料表示を見れば，ピーナッツが含まれているかどうか判断できます．食品を利用する前に必ず原材料を確認してください．外食や店頭で製造した弁当，惣菜，包装されていないパンなどには，ピーナッツの表示義務がありません．利用したい食品の原材料にピーナッツが含まれているかを，必ず店の人に確認してください（p.74 参照）．

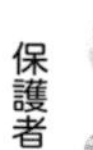
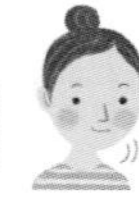

わかりました．

d　アレルゲンの特徴

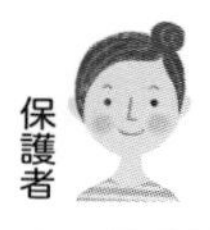

ピーナッツアレルギーの場合は，クルミなどもやめたほうがよいですか？

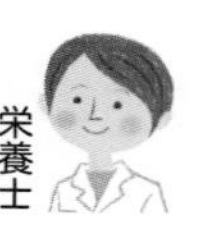

ピーナッツアレルギーの場合にナッツ類を除去する必要はありません．ピーナッツは豆類で，ナッツ類は木の実類ですので植物として種類が異なり，また，アレルゲンもそれぞれ異なります．p.39 の表 1 参照
△△さんはこれまで，クルミなどのナッツ類は食べたことがありますか？

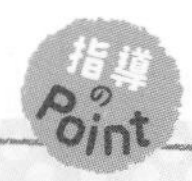

●ピーナッツアレルギーの場合に，ナッツ類を除去する必要がないことを伝える（即時型のナッツ類アレルギーがある場合にはその限りではない）．

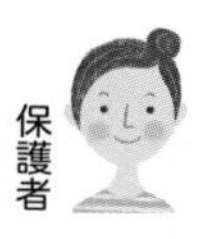

クルミパンは何度か食べています．

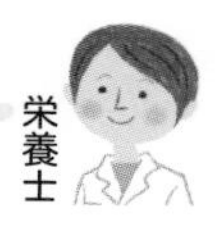

それでは，クルミはこれまでどおり食べても問題ないと思います．これまで食べて症状が出なかったものまで除去する必要はありません．
ナッツ類の中で初めて食べるものがあって，不安がある場合には医師に相談しましょう．

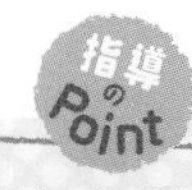

●ナッツ類を未摂取で家族（保護者）が心配している場合は，除去の必要があるかどうか医師に相談するように伝える．

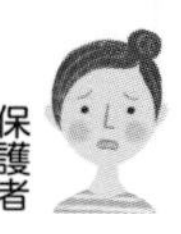

ピーナッツはアナフィラキシーを起こしやすいと聞きましたが，大丈夫でしょうか？

図 1　ショック症状を誘発した原因食物

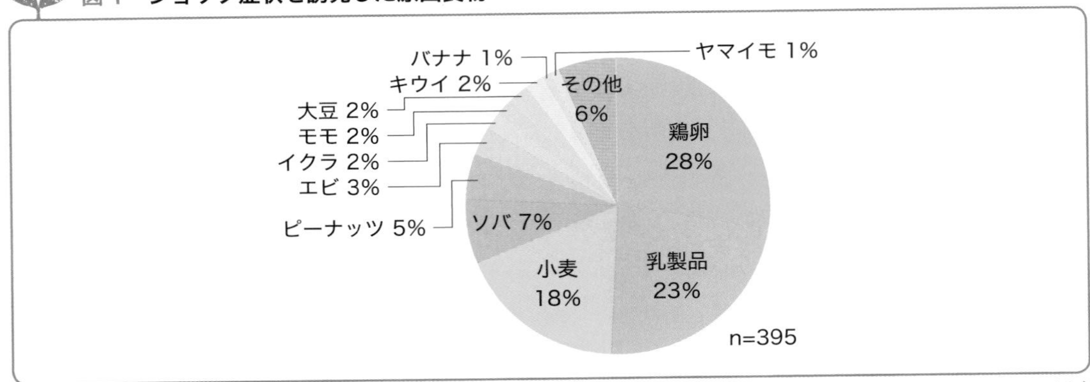

(Akiyama H, et al.：Adv Food Nutr Res, 62：139-171, 2011 より)

栄養士

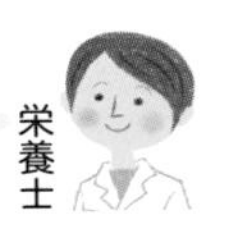

アナフィラキシーの原因食物の上位[1]に入っていますが，ピーナッツアレルギーと診断された方全員が，アナフィラキシーを起こすわけではありません（図 1）．
2 歳 0ヵ月の時に食べたときには皮膚の症状が出たようですが，△△さんが現在ピーナッツを食べて同じ症状が出るとは限りません．どのような症状が出るかは，そのときの体調，摂取した量などにより異なり，実際に摂取してみないとわかりません．

保護者

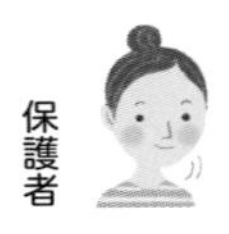

そうですか．必ずアナフィラキシーを起こすわけではないのですね．

指導のPoint

- **ピーナッツは豆類だが，一般的にはピーナッツの以外の豆類全般を除去する必要がないことも確認する．**
- **ピーナッツのアレルゲンは，ロースト（炒る）するとアレルゲン性が強くなるという特徴がある．**

e　今後の見通し

保護者

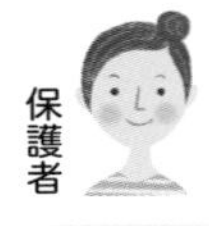

今後，負荷試験を実施すると先生が言っていましたか？

栄養士

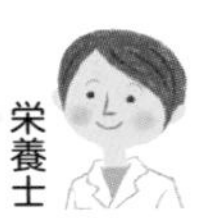

はい．先生からはそのように聞いています．負荷試験では，まず少量の摂取が可能か確認するところから始めます．それまでは，ピーナッツを誤食しないように注意しましょう．
もし，誤って摂取した場合は，先生に摂取量と症状の有無を報告してください．誤食で症状が出ないことも診断の材料になります．

指導のPoint

- **栄養士は，医師の診療方針について方向性を理解し，かみくだいて患者に伝える．**

f 周囲への協力について

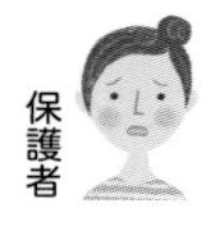

4月から入所する保育所では，節分の豆まきに殻付きのピーナッツを使うようですが，大丈夫でしょうか？

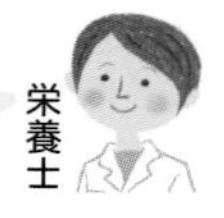

ピーナッツの殻にもアレルゲンが含まれるので，ピーナッツアレルギーのお子さんがいらっしゃる場合には，ピーナッツの豆まきはおすすめできません．
ピーナッツでの豆まき後の床掃除がしっかりされないと，床の上で遊んで症状が出てしまうこともありますので，他の豆で行うことができないかなど，あらかじめ保育所の先生と相談してみてください．

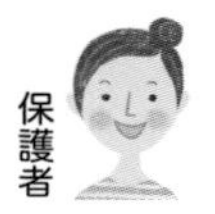

子どもには楽しく安全に節分に参加させてあげたいので，事前に相談してみます．

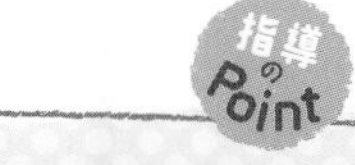

●ピーナッツの給食での提供については，極力減らすように，文部科学省の「学校給食における食物アレルギー対応指針」[2]にも記載がある．しかし，保育所や幼稚園，学校などでの行事では，行事食やお誕生会などで，普段使わないような食材を使用する場合もあり，原材料の確認を十分に行い，誤食が起きないよう，注意が必要である．

本例での栄養食事指導のPoint

- 日常生活で除去の必要な食品の具体例を伝え，ピーナッツはさまざまな食品に使用されていること，原材料の確認方法と除去する食品を認識してもらう．
- ナッツ類や豆類をまとめて除去する必要がないことを伝え，患者のQOL低下を防ぐ．
- アナフィラキシーを起こす怖い食品といったイメージをもっている場合は，ピーナッツアレルギーに関して正しい知識を伝え，不要な心配を取り去る．

●参考文献

1） Akiyama H, et al.: Japan food allergen labeling regulation-history and evaluation. Adv Food Nutr Res, 62: 139-171, 2011.
2） 文部科学省：学校給食における食物アレルギー対応指針，2015.
・ 食物アレルギーの診療の手引き 2017.
・ 食物アレルギーの栄養食事指導の手引き 2017.
・ 食物アレルギー診療ガイドライン 2016《2018 年改訂版》．協和企画，2018.
・ 海老澤元宏編：症例を通して学ぶ年代別食物アレルギーのすべて 改訂 2 版．南山堂，2018.
・ 日本アレルギー学会：アナフィラキシーガイドライン．2014.
・ 厚生労働省：保育所におけるアレルギー対応ガイドライン（2019 年改訂版），2019.

5 甲殻類・軟体類・貝類アレルギー

患者情報

2歳3ヵ月，△△さん．
1歳の時に，エビせんべいは無症状で食べていた．1歳2ヵ月，グラタンの小エビを3尾食べ，身体に蕁麻疹とエビを触れた手に発赤症状が認められ，当院を受診した．特異的IgE値(U_A/mL) エビ4.96，カニ2.26であった．
カニの負荷試験を1歳8ヵ月で実施した結果，20gまで摂取可能となった．
今回，エビ40gの負荷試験を行った結果，口腔内違和感と蕁麻疹（軽微）の症状があり，エビの除去継続となった．エビせんべいとエビの出汁やエキスは摂取可と医師から指示が出された（エビ，カニ以外のアレルギーなし）．

a 導 入 b 除去アレルゲンの確認 を行う（p.13参照）．

c 食べられないもの（除去するもの），食べてよいものの確認

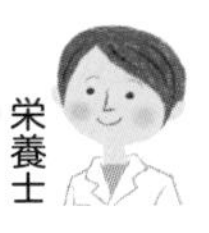

栄養士：エビアレルギーの場合には，エビとエビを含む加工食品を除去します．
エビはさまざまな食品に使用されており，見た目でわかりにくいものもあります．こちら（表1）にエビを含む食品の例をあげていますのでご覧ください（資料を渡す）．

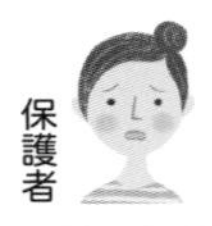

保護者：エビはいろいろなものに使われていますね．

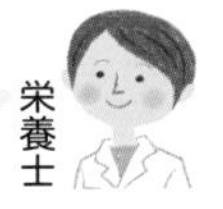

栄養士：はい．先生からも説明があったかと思いますが，以前食べて問題のなかったエビせんべいとエビのエキスは，食べさせていただいて結構です．
エビのエキスとは，加工食品やお菓子などで「エビエキス」，「魚介エキスパウダー（エビ，カニを含む）」などと表示されているもので，これらは「食べてもよい」ということです．

指導のPoint

● エキス成分や加工品などは，個々により摂取できることがあるため，主治医に摂取範囲を確認した上で食べられる食品の例を伝える．

表1 エビが含まれる加工食品（例）

料 理	刺身，寿司，天ぷら，フライ，コロッケ，点心，餃子，春巻，グラタン，お好み焼き，たこ焼き，チャーハン，ピラフ，スパゲッティ，カップ麺，塩辛，キムチ，ふりかけ　など
調味料	出汁など
菓子類	せんべい，スナック菓子　など

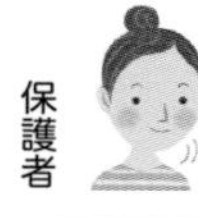
保護者

わかりました.

栄養士

エビは容器包装された加工食品への表示義務がありますので，加工食品を利用される際には原材料表示を必ず確認するようにしてください（p.74 参照）.
原材料表示に「エビ」の表示がなければ，「食べてもよい」ということです.

指導のPoint

●**エビ，カニは特定原材料に指定されているが，**軟体類と貝類は容器包装された加工食品への表示義務がない.

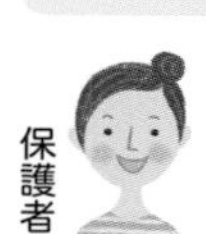
保護者

わかりました．表示を必ず確認します.

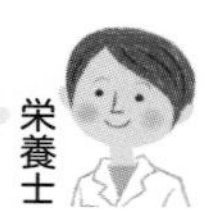
栄養士

それから，しらすなどの原材料表示の欄外に「本製品で使用しているイワシの稚魚はエビ，カニが混ざる漁法で採取されています」や「本製品で使用しているカタクチイワシはエビ，カニを食べています」などと記載され，除去するべきかよく聞かれるのですが，しらすは食べていますか？

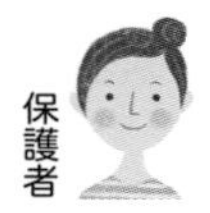
保護者

はい．しらすは食べています．全然気にしていませんでした.

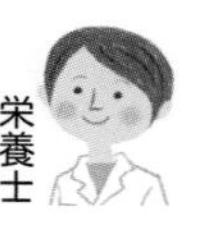
栄養士

では，これまでどおりしらすは除去する必要はありません．ごく微量に反応する方以外，ほとんどの方が食べられます.

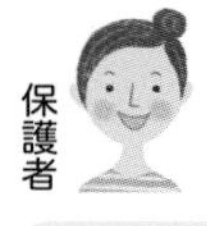
保護者

よかったです.

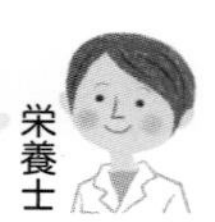
栄養士

カニは負荷試験で 20g まで食べられたようですが，ご自宅ではカニを食べていますか？

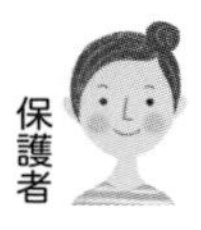
保護者

カニはなかなか食べる機会がないのですが，カニかまぼこは喜んで食べています.

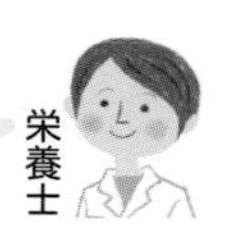
栄養士

そうですか．カニの缶詰なら手に入りやすいので，カニそのものも試してみましょう.

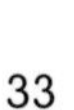

d アレルゲンの特徴・栄養について

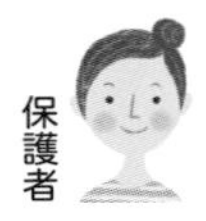
保護者

イカやタコ，貝類はまだ食べさせたことがないのですが，食べても大丈夫でしょうか？

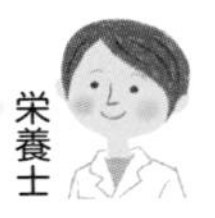
栄養士

エビやカニのアレルギーの場合に，イカやタコ（軟体類）・貝類など魚介類全般を除去する必要は基本的にありません．
今回，先生から軟体類や貝類の除去の指示はありませんでしたね．
年齢的に，イカやタコは食べさせにくいと思いますが，貝はエキスやスープから試してみてください．
貝類にはビタミン B_{12}，鉄分や亜鉛などの栄養素も豊富です．

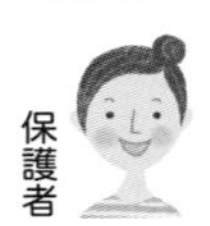
保護者

まとめて除去しなくてよいのですね，少し安心しました．では貝から使ってみます．

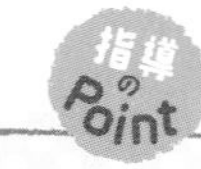

- **甲殻類・軟体類・貝類をまとめて除去する必要はない．**
- **軟体類・貝類のアレルギーが疑われる場合は医師の指示に従う．**
- **甲殻類，軟体類，貝類を除去する場合，特定の栄養素が不足する心配はあまりない．**

解説

①エビとカニなどの甲殻類間，イカやタコなどの軟体類間，貝類間には交差抗原性がある．エビアレルギーの患者の約 65％はカニにも症状を示すが，甲殻類と軟体類の交差反応性*は 20％程度である[1]．個々の血液検査や負荷試験の結果から，それぞれの摂取可否を確認する．
②甲殻類・軟体類・貝類の主要なアレルゲンは筋原線維のタンパク質トロポミオシンである．トロポミオシンは熱に比較的安定で，水溶性という特徴がある[2]．そのため，加熱調理でアレルゲン性の低下は起こりにくく，ゆで汁やスープへもトロポミオシンは溶出され[2]，ゆで汁などでも症状が出るケースもある．
③甲殻類アレルギーの患者でも，エビせんべいやカニ風味のかまぼこなどは，摂取可能な場合が多い．加工食品や調理方法によって症状が出るかどうかは個人差があるため，医師の指示のもと摂取可能な食品の提案を行う．

e 今後の見通し

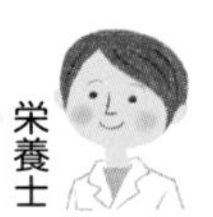
栄養士

負荷試験結果から，しばらくエビを除去していただきますが，今後も先生の指示のもと負荷試験を受けて症状なく食べられる量が増えているか確認します．

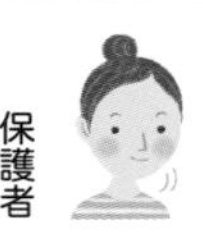
保護者

わかりました．

- **栄養士は，医師の診療方針について方向性を理解し，かみくだいて患者に伝える．**

＊：交差反応：IgE 抗体が似た構造のアレルゲン（アレルギー症状を引き起こす原因物質）に結合して，アレルギー症状を引き起こすこと．

f 周囲への協力について（給食対応）

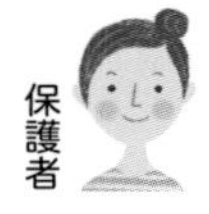

来年の 4 月から保育所に入所させたいのですが，給食はどうしたらよいでしょうか？

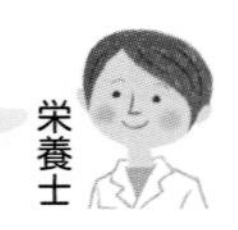

詳しくは入所前に医師と相談することになると思いますが，保育所でエビやカニの除去対応をしてもらうために，医師に『生活管理指導表』を書いてもらいます．
給食の対応は，自宅で少量食べている場合でも完全除去で対応します．例えば，「エビそのものは除去だがエビのエキスを使ったものは提供する」とか「カニを 20g までは提供する」といった対応はできません．また，給食では，しらすや海藻などに混入するエビやカニは大量調理なので取り除くことは難しいので，しらすや海藻などは提供されると思いますが，実際の対応については保育所に相談してください．

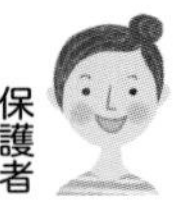

わかりました．入所前にまた先生に相談してみます．

本例での栄養食事指導の Point

- エビがどのような食品に使われているのか説明し，除去すべき食品を知ってもらう．
- エビ・カニ（甲殻類），イカ・タコ（軟体類），貝類はまとめて除去する必要がないことを伝え，患者の食生活の質の向上に努める．

参考文献

1）富川盛光，ほか：日本における小児から成人のエビアレルギーの臨床像に関する検討．アレルギー，55：1536-1542，2006．
2）食物アレルギー診療ガイドライン 2016《2018 年改訂版》．協和企画，2018．
・ 海老澤元宏監：新版　食物アレルギーの栄養指導．医歯薬出版，2018．

6 ナッツ類アレルギー

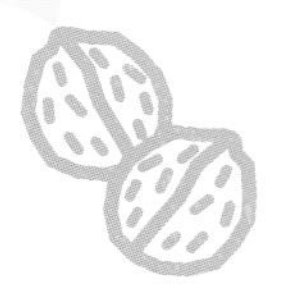

患者情報

3歳7ヵ月，△△さん．
1歳10ヵ月のときに，クルミ入りパンを一口食べ，呼吸器症状と全身蕁麻疹が出現し，近医を受診した．近医でクルミとナッツ類すべてを除去するように指示され，ナッツ類を除去していた（ナッツ類未摂取，ナッツ類以外の食物アレルギーなし）．
幼稚園入園を控え，アレルギー専門医のいる当院を受診し，クルミ，ペカンナッツ，アーモンドのアレルギーと診断された．それ以外のナッツ類の除去は不要であるため，自宅で少量から試してみるように指示された．クルミは，現時点での摂取可量を確認するため，ペカンナッツとアーモンドは未摂取であるため，負荷試験を実施する方針となった．
クルミ，ペカンナッツ，アーモンドの除去について，医師から栄養食事指導を依頼された．

a 導　入　b 除去アレルゲンの確認 を行う（p.13 参照）．

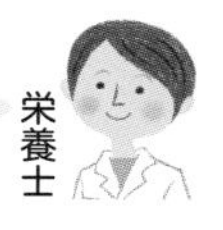

栄養士：これまでナッツ類すべてを除去されていたようですが，今後はクルミ，ペカンナッツ，アーモンド以外のナッツ類は除去の必要はないということですから，よかったですね．

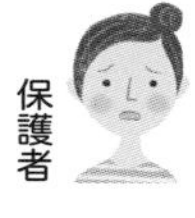

保護者：はい．不安はありますが…．

c 食べられないもの（除去するもの），食べてよいものの確認

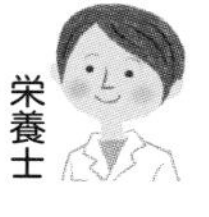

栄養士：そうですね．これまでもナッツ類を除去してこられたので，クルミ，ペカンナッツ，アーモンドがどのようなものに含まれているかはおわかりだと思いますが，確認のために説明させていただきます．

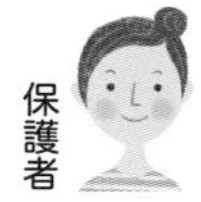

保護者：お願いします．

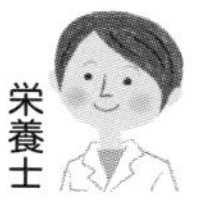

栄養士：クルミ，ペカンナッツ，アーモンドは，パン，グラノーラ，チョコレート，クッキー，アイスクリームや洋菓子，餅などの和菓子，イタリア料理のソース，サラダのトッピング，ドレッシングなどに使用されることがあります．

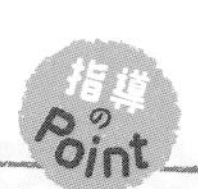

●ナッツ類が使用されている食品は多岐にわたり，除去が必要な食品を伝える．

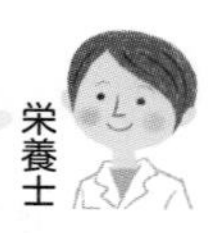
栄養士

またアーモンドは，アーモンドパウダー（プードル），アーモンド炒めなどの中華料理，杏仁豆腐などの食品にも使われています．
最近では，アーモンドミルクが飲料や料理に使用されることもあり，料理の見た目ではわかりにいので原材料に注意する必要があります．

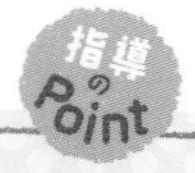

●**調理用のナッツオイル・シロップは使用可能な場合があるが，除去の必要があるかは医師に相談する．**

・ナッツオイルは食品だけでなく，スキンケア用品やシャンプーなどに使用され，使用用途は幅広い．少量のナッツを摂取しただけでも全身に症状が出たことがある患者の場合は，注意が必要である．

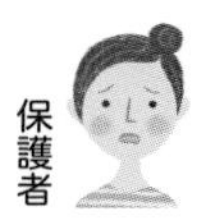
保護者

そうですよね，結構いろいろな食品に使われていて困りますね．
そして加工食品にはナッツ類は表示されないことがありますよね？

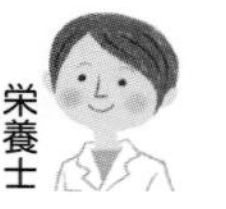
栄養士

おっしゃるとおりです．クルミ，アーモンドは「特定原材料に準ずるもの」の21品目に含まれますが，表示義務はありません．ペカンナッツは加工食品への表示義務がありません．そのため，食品の原材料表示を見ただけでは，クルミ，ペカンナッツ，アーモンドが含まれているかどうかはわからないことがあります（p.74参照）．

●**ナッツ類は，粉末状やペースト状で洋菓子の材料として使用される場合が多い．製品の見た目だけでは，ナッツ類が使用されているかの判断が難しく，表示義務もないので，食品メーカーに原材料の確認が必要である．**

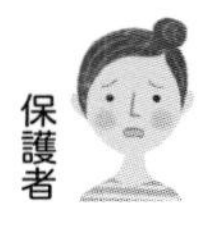
保護者

原材料がわからない場合，食品メーカーに問い合わせるしかないですか？

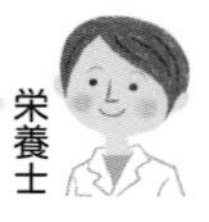
栄養士

そうですね．原材料が不明な場合は，食品メーカーに原材料を確認する必要があります．食品に含まれる原材料が不明な場合は，食べることは控えたほうがよいですね．
外食をする場合も，料理や菓子類などにクルミ，ペカンナッツ，アーモンドが含まれていないかをお店の人に確認し，原材料を確認できたものを食べるようにしてください．（p.74参照）

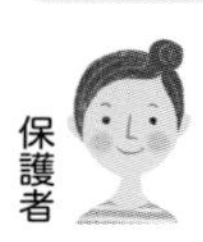
保護者

はい．今後も原材料には注意するようにします．

d アレルゲンの特徴

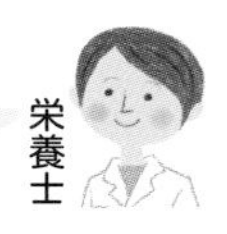
栄養士

今までナッツ類はすべて除去されていたようですが，今後は先生の指示どおりに，クルミ，ヘーゼルナッツ，アーモンド以外のナッツ類は少量から食べさせてみましょう．

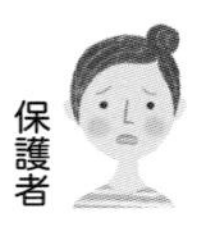
保護者

クルミパンを食べさせたときに苦しそうだったので，また同じような症状が出るのではないかと思うと，家でナッツ類を試すのは心配です．

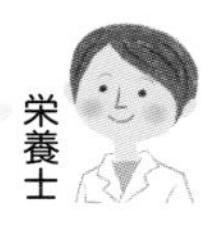
栄養士

不安になるお気持ちはわかります．どうしても心配な場合には，外来受診の日に食べることができないか，先生と相談することもできますので，おっしゃってくださいね．
食物アレルギーの原因となるものは，食物に含まれるタンパク質であることはご存知でしょうか．

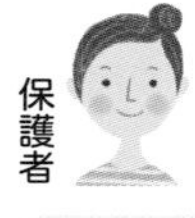
保護者

はい．聞いたことはあります．

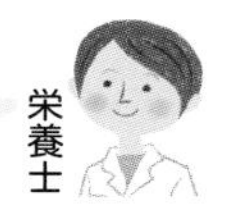
栄養士

ナッツ類には，クルミ，ペカンナッツ，アーモンドのほかに，カシューナッツ，ココナッツ，カカオなどさまざまな種類がありますが，それぞれのナッツには別のタンパク質（アレルゲン）が含まれています（表1参照）[1]．
ですから，ナッツ類をまとめて除去する必要は基本的にありません．クルミを食べて症状が出る場合でも，他のナッツ類を食べて症状が出るとは限らない，ということです．

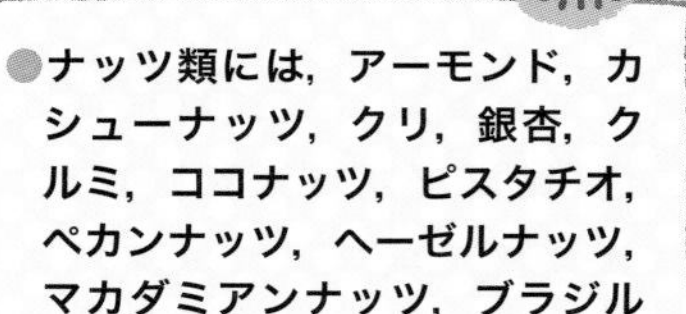

指導のPoint

- **ナッツ類には，アーモンド，カシューナッツ，クリ，銀杏，クルミ，ココナッツ，ピスタチオ，ペカンナッツ，ヘーゼルナッツ，マカダミアンナッツ，ブラジルナッツなどがある．**
- **ピーナッツ，クルミ，カシューナッツ，ゴマ以外の種子類のアレルギー頻度は低い[2]．**

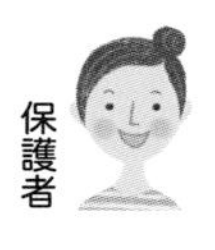
保護者

ナッツ類はまとめて除去しなければいけないと思い込んでいました．兄が飲んでいるココアを飲みたがっていたので，少しずつ試してみます．

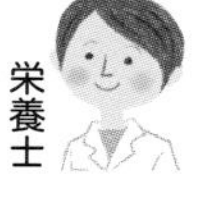
栄養士

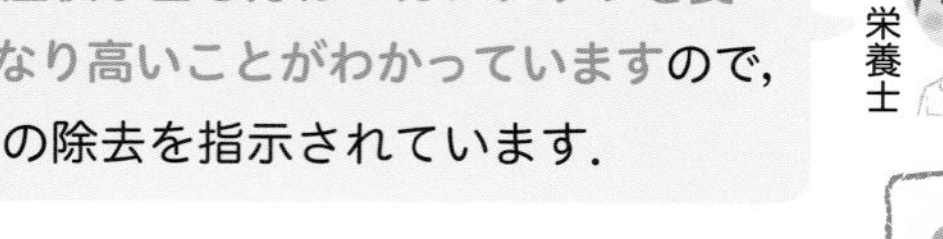

ただし，クルミを食べて症状が出る方はペカンナッツを食べて症状が出る可能性がかなり高いことがわかっていますので，△△さんはペカンナッツの除去を指示されています．

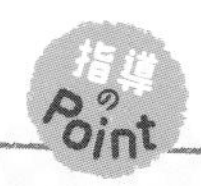

指導のPoint

- **クルミは同じクルミ科に属するペカンナッツと強い交差反応を示し，カシューナッツはウルシ科に属するピスタチオと強い交差反応を示す[3]．**

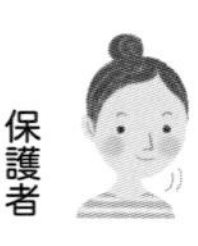
保護者

わかりました．

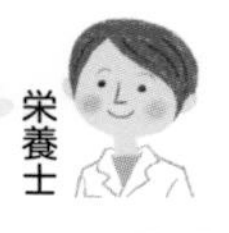

栄養士：それから，ナッツ類のアレルギーの方は，ピーナッツも除去されていることがありますが，△△さんはピーナッツを食べたことがありますか？

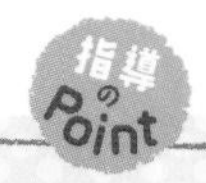

●ピーナッツとナッツ類それぞれのアレルゲンは異なる[1]．

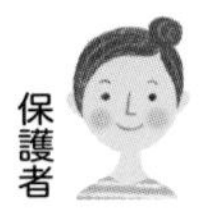

保護者：ピーナッツは，前の病院で除去する必要はないと指示されたので食べさせています．

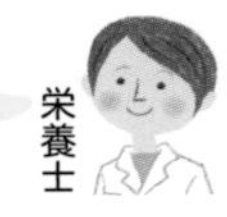

栄養士：それはよかったです．ではこれまでどおりピーナッツは食べさせていただいて構いません．

表1　豆類・種実類（ナッツ類）の主なアレルゲン

	食品名	学　名	プロラミン		クーピン		PR-10	プロフィリン	オレオシン
			LTP	2Sアルブミン	7Sグロブリン	11Sグロブリン			
豆類	ピーナッツ	*Arachis hypogaea*	Ara h 9 Ara h 16 Ara h 17	Ara h 2 Ara h 6 Ara h 7	Ara h 1	Ara h 3	Ara h 8	Ara h 5	Ara h 10 Ara h 11 Ara h 14 Ara h 15
豆類	大　豆	*Glycine max*	Gly m 1	Gly m 8	Gly m 5	Gly m 6	Gly m 4	Gly m 3	
種実類（ナッツ類）	ブラジルナッツ	*Bertholletia Excelsa*		Ber e 1		Ber e 2			
種実類（ナッツ類）	ピスタチオ	*Pistacia vera*		Pis v 1	Pis v 3	Pis v 2 Pis v 5			
種実類（ナッツ類）	カシューナッツ	*Anacardium occidentale*		Ana o 3	Ana o 1	Ana o 2			
種実類（ナッツ類）	クルミ	*Juglans regia*	Jug r 3	Jug r 1	Jug r 2	Jug r 4	Jug r 5		
種実類（ナッツ類）	クルミ	*Juglans nigra*		Jug n 1	Jug n 2				
種実類（ナッツ類）	ペカンナッツ	*Carya illinoinensis*		Car i 1	Car i 2	Car i 4			
種実類（ナッツ類）	ヘーゼルナッツ	*Corylus avellana*	Cor a 8	Cor a 14	Cor a 11	Cor a 9	Cor a 1	Cor a 2	Cor a 12 Cor a 13
種実類（ナッツ類）	アーモンド	*Prunus dulcis*	Pru du 3			Pru du 6		Pru du 4	

（食物アレルギー診療ガイドライン 2016《2018 年改訂版》．p.70，協和企画，2018 より転載，一部改変）

e 栄養について

ナッツ類は脂質を多く含み，その脂肪は不飽和脂肪酸を多く含む食品である．また，食物繊維や抗酸化作用のあるビタミンEも豊富である[4]．

しかし，ナッツ類を除去することで，栄養素の不足は起きにくく，ナッツ類全般を除去する必要がある場合はまれであるため，摂取可能なナッツ類や他の食材で代替できる．

f 今後の見通し

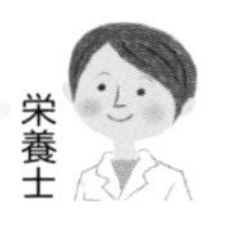

栄養士：今後，クルミ，アーモンドについては医師とご相談いただき，負荷試験を受けて，摂取できる量を確かめていくことになると思います．ペカンナッツはクルミの摂取状況次第になりそうですね．

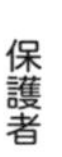
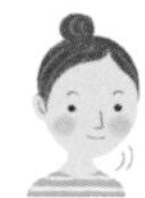

保護者：わかりました．

g 周囲への協力について

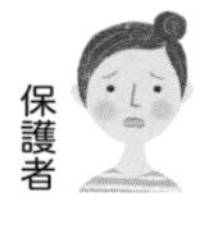

保護者：小学2年生の兄のお友達とも一緒に遊んでいますが，お菓子交換をすることがあるので，間違ってこの子が食べてしまわないかが心配です．

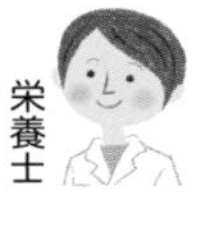

栄養士：そうですよね．スナック菓子やチョコレートなどは，ナッツ類を含む場合もありますし心配ですよね．子ども同士の楽しみを奪ってしまうのはかわいそう，と思われるかもしれませんが，症状が出てしまうほうがかわいそうなので，お菓子交換の可能性がある場合には，あらかじめ一緒に遊ぶお子さんのご家族の方に，アレルギーについて説明しておく必要がありますね．

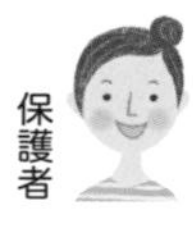

保護者：お伝えしてみます．

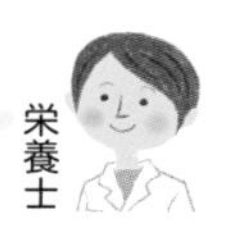

栄養士：また，お菓子が個包装になっていて原材料が不明なものは交換したとしても食べさせるのは控えてください．

h 保育所や学校での対応

保育所や学校では，ナッツ類で重篤な症状を呈する可能性があるため，初めから使用しないことに決めている施設もある．“ナッツ類アレルギー”というアレルギーは存在しないため，ナッツ類除去の申請があった場合には，ナッツ類の何を除去しなければいけないのかを保護者に確認して対応する．

また，イベント食やおやつでは，普段使用しない食材を使う場合もある．そのため，事前に献立確認や原材料確認を行うなど十分注意が必要である．

本例での栄養食事指導のPoint

- ナッツ類は個々にアレルゲン性が異なり，一括して除去する必要がないことを理解してもらう．ただし，クルミアレルギーの場合，クルミと交差抗原性のあるペカンナッツも除去する．
- 除去を指示されていないナッツで未摂取のものは少量から試し，摂取可能な範囲を広げていく．

●参考文献
1) 食物アレルギー診療ガイドライン 2016《2018 年改訂版》．協和企画，2018．
2) 消費者庁：平成 27 年度 食物アレルギーに関連する食品表示に関する調査研究事業報告書．2016．
3) Maloney JM, et al.：The use of serum-specific IgE measurements for the diagnosis of peanut, tree nut, and seed allergy. J Allergy Clin Immunol, 122：145-151, 2008.
4) 日本食品標準成分表 2015 年版（七訂）追補 2018 年，文部科学省，2018．
・ 海老澤元宏編：症例を通して学ぶ年代別食物アレルギーのすべて 改訂 2 版．南山堂，2018．
・ 食物アレルギーの栄養食事指導の手引き 2017．
・ 食物アレルギーの診療の手引き 2017．

7 果物アレルギー

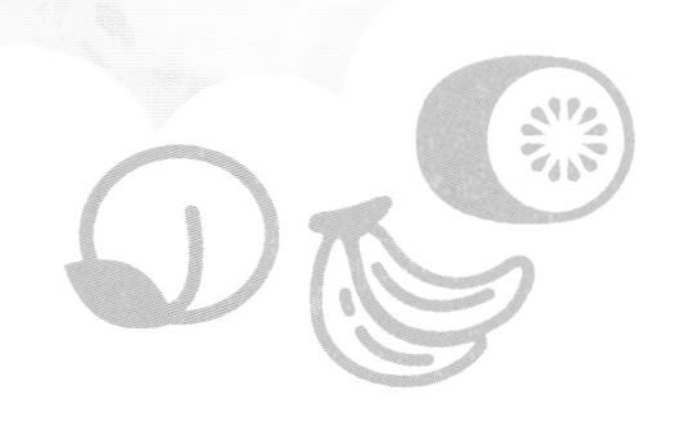

患者情報
2歳，△△さん．
スーパーの試食ではじめてキウイを摂取．摂取直後に喉の違和感を訴え，その後全身に蕁麻疹を認め，当科でキウイアレルギーと診断された．
既往歴 花粉症なし，アトピー性皮膚炎なし．

解説

果物アレルギーは大きく２つのタイプに分類される．主に乳幼児期に発症する即時型果物アレルギーと，学童期に多く発症する花粉・食物アレルギー症候群（pollen-food allergy syndrome：以下，PFAS）である．

●即時型果物アレルギー：

経口摂取後に皮膚症状，呼吸器症状，消化器症状などが誘発され，アナフィラキシーなど重篤な症状をきたす頻度が高い．即時型果物アレルギーは全年齢における原因食物の５位（4%）で年齢群ごとの新規発症例では４〜6歳児において１位（16.5%）である[1]．原因食物として報告されている果物はキウイが最も多く，バナナ，モモ，リンゴ，パイナップル，ビワ，サクランボ，マンゴー，スイカ，メロン，ナシ，オレンジの順である[2]．

● PFAS：

花粉症が先に発症し，花粉症のアレルゲン（アレルギー症状を引き起こす原因物質）と交差反応が認められている果物[3]を摂取することによって発症する．これまでに症状なく摂取できていた果物を食べて，唇，口の中，喉の痒みや違和感などの口腔症状が出ることが多い．口腔症状のみにとどまることが多いが，重篤な症状をきたす場合もある．もともと口腔症状に局限する症状は口腔アレルギー症候群（oral allergy syndrome）と呼ばれていたが，最近では花粉症と関連する果物アレルギーはPFASと呼ばれている．PFASの原因食物は，リンゴ，モモ，キウイ，メロン，バナナの順で，サクランボ，パイナップル，ぶどう，ライチなどが報告されている[4]．

PFASのアレルギー症状を引き起こすアレルゲンは熱に弱い（加熱によりアレルゲン性が弱まりやすい）ため，生の果物以外は厳密な除去は必要ないことが多い（生の果物は食べられなくても，加工・調理されている食品は食べられることがある）．

a 導　入　b 除去アレルゲンの確認 を行う（p.13 参照）.

c 食べられないもの（除去するもの）

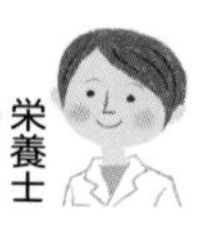
栄養士

キウイアレルギーの場合には，生のキウイや，キウイが含まれている調味料，缶詰，ジャム，ジュースなどの加工食品を除去することになります．他の果物を除去する必要はありません．
キウイは容器包装されている加工食品への表示義務はありません．表示されていないからといってキウイが使用されていないとは限らないので，注意する必要があります（p.76 参照）．

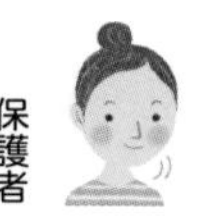
保護者

わかりました．食品メーカーに原材料を確認します．

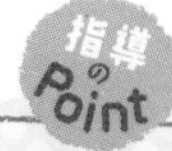

- 即時型果物アレルギーの症状を引き起こす原因物質のアレルゲンは，熱や消化酵素による変性を受けにくい（アレルゲン性が弱まりにくい）ため，原因となる果物を含む加工食品（調味料，缶詰，ジャム，ジュースなど）や加熱調理した食品（コンポート，ソースなど）の除去が必要となる（ただし，実際に患者が除去する範囲は医師の指示に従う）．
- 果物は加工食品のアレルギー表示の義務対象ではないため，表示されない場合があることを伝える．表示推奨対象の果物は，オレンジ，キウイ，バナナ，モモ，リンゴのみである．

d アレルゲンの特徴

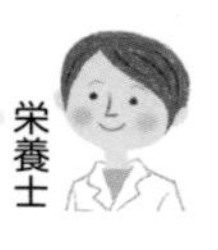
栄養士

キウイのアレルゲンは加熱してもアレルギーを起こす力があまり弱くならないので，ジャムやピュレのように加熱した食品も除去する必要があります．

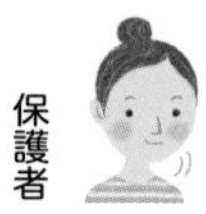
保護者

そうなんですね．わかりました．

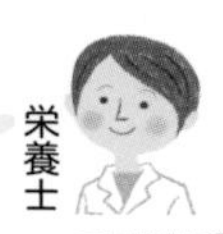
栄養士

特にグリーンキウイのほうが反応しやすいと言われています．

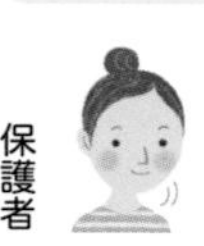
保護者

そうなんですね．

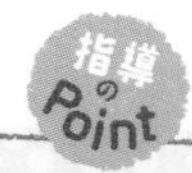

- キウイアレルギーのアレルゲンの含有率はゴールドキウイよりグリーンキウイが高いため，グリーンキウイを食べると症状が誘発されるが，ゴールドキウイは症状なく食べられる場合もある[5]．

e 栄養について

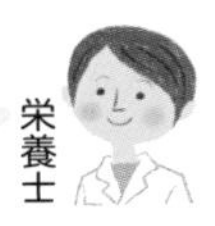
栄養士

果物は微量栄養素や食物繊維の良質な供給源ですが，原因となる果物を除去してもそれ以外の果物や野菜，イモ類を食べていれば，栄養不足になる心配はありません．

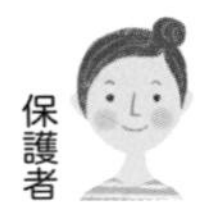
保護者

はい．
バナナとかリンゴなど，普段から果物は好きですが….

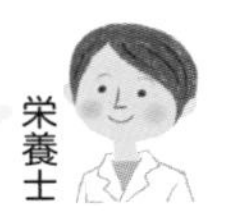
栄養士

食べられている果物はこれまでどおり食べさせてくださいね．

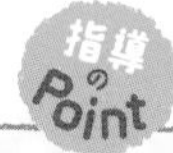

●PFASは花粉症の悪化に伴い，原因食品が多品目に増える場合があり，耐性を獲得*しにくいとされている．

f 今後の見通し

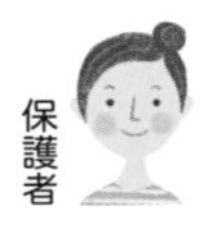
保護者

今後，キウイを食べられるようになるのでしょうか？

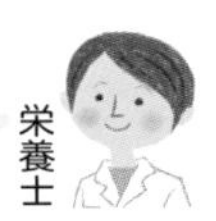
栄養士

乳児期に発症した果物アレルギーは治ることが多いといわれていますが，食べられるようになるかどうかについては，負荷試験を受けていただいて確認することになります．そのことについてはあらためて先生に相談してください．

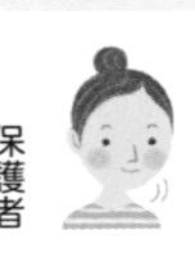
保護者

はい．わかりました．

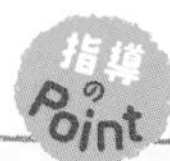

●乳児期に発症した即時型バナナアレルギー児は成長に伴い食べられるようになることが多いと報告されており[6]，バナナ以外の即時型果物アレルギーも同様であると考えられている[5]．

＊：耐性獲得：成長に伴い，アレルギーの原因食物を症状なく食べられるようになること．

g 周囲への協力について（給食対応）

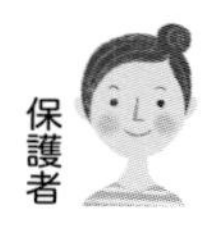

来年，保育所に入れたいと思っていますが，給食はどうすればよいのでしょうか？

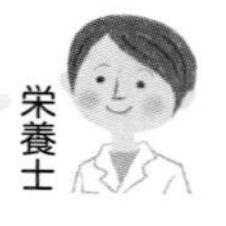

入所する予定の保育所にキウイアレルギーであることを伝え，給食対応についてあらかじめ相談してみましょう．

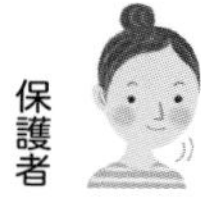

はい．わかりました．

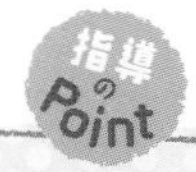

- **保育所や学校での集団給食は，完全除去が基本となっているが，加熱した果物を摂取できる児（PFASの場合など）には生の果物は除去し，加工食品や加熱調理したもの（調味料，缶詰，ジャム，ジュースなど）は提供できる場合もある．**

・生活管理指導表（p.92 参照）を基に，保護者と保育所・学校側が話し合い，安全面に配慮したうえで実際の対応方法を検討する．

本例での栄養食事指導のPoint

- 即時型果物アレルギーは耐性を獲得することが多いと考えられていることを伝え，必要以上に不安を煽らない．
- 即時型果物アレルギーの場合は生の果物だけでなく，加工されたものや加熱されたものも除去することを伝える．
- 原因となる果物以外の果物は食べさせてもよいことを伝え，必要以上な除去による食生活のQOLの低下を防止する．

参考文献

1）食物アレルギーの栄養食事指導の手引き 2017．
2）消費者庁：平成 27 年度 食物アレルギーに関連する食品表示に関する調査研究事業報告書．2016．
3）食物アレルギー診療ガイドライン 2016《2018 年改訂版》．協和企画，2018．
4）生命予後に関わる重篤な食物アレルギーの実態調査・新規治療法の開発および治療方針の策定：平成 25 年度総括・分担研究報告書．2014．
5）海老澤元宏編：症例を通して学ぶ年代別食物アレルギーのすべて 改訂 2 版．南山堂，2018．
6）竹井真理，ほか：小児のバナナアレルギーのまとめ．アレルギー，64：487，2015．

8 魚アレルギー

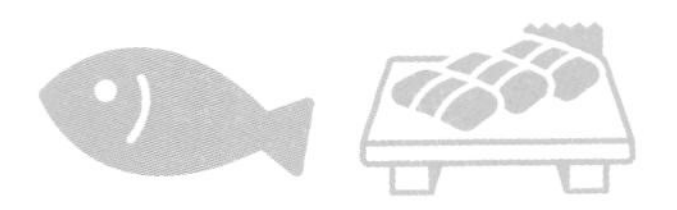

患者情報

11ヵ月，△△さん．
生後 7ヵ月の時にしらすを摂取し，顔面に蕁麻疹が出た．その後，魚を除去していたが，ツナ缶を摂取させて症状が出なかった．10ヵ月頃にタラを摂取して 30 分後から顔が赤く腫れ，咳が出てきたため近医を受診した．近医で魚アレルギーの疑いと言われ，当科を紹介された．かつお出汁，ツナ缶は症状なく摂取できていたが，近医で魚アレルギーの疑いと言われてからは，かつお出汁やツナ缶の摂取も中止していた．

既往歴 乳児湿疹なし，魚以外の食物アレルギーなし．

●医師からの指示内容（今後の方針）
① かつお出汁，ツナ缶の除去は不要，その他の魚は除去．
② 今後は食物経口負荷試験（以下，負荷試験）を実施し，摂取可能な魚を確認する．

a 導　入　b 除去アレルゲンの確認 を行う（p.13 参照）．

c 食べられないもの（除去するもの）食べてよいものの確認

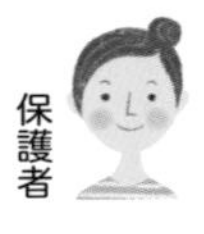

保護者：離乳食を開始してからずっとかつお出汁を使っていたし，ツナ缶も症状なく食べられたので，魚アレルギーだとは思っていませんでした．

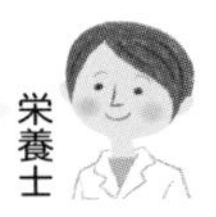

栄養士：そうでしたか．魚アレルギーの場合は，医師からも話があったように，魚を全般的に除去しなければならないケースは多くありませんので，負荷試験を受けていただいて，食べられる魚を見つけることになるのですが，食べられる量がわかるまでは魚全般を除去することになります．

指導のPoint

●**魚全般を除去する場合は多くないこと伝え，負荷試験を受けることで症状なく摂取可能な魚の種類を確認し，最小限の除去に留めることを理解してもらう．**

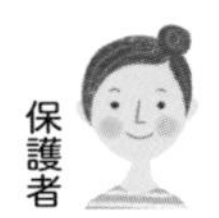

保護者：今まで食べていたツナ缶も除去したほうがよいでしょうか？

解説

魚アレルギーは全年齢における原因食物の 10 位（2.1%）で，年齢群ごとの新規発症例では 20 歳以上の成人において 2 位（13%）である[1]．原因食物として報告されている魚はサバ，サケ，マグロ，ホッケ，タラ，アジなどがある[2]．魚アレルギーは魚介類の摂取量が多いスペイン，東南アジアなどの国で多く報告されている[3]．

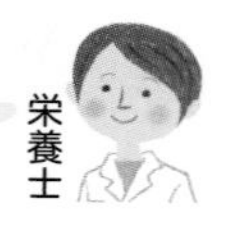

今後はかつお出汁，ツナ缶は除去する必要はありません．

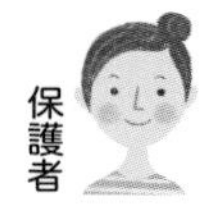

出汁とツナ缶はいいんですね？

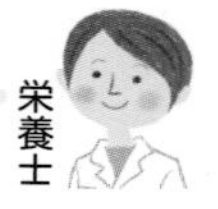

一般的に，出汁は魚のアレルゲンであるタンパク質があまり含まれていないので，症状が出ない方が多いです．また，ツナ缶のように缶詰の魚もアレルゲン性（アレルギーを起こす強さ）が弱くなっているので，症状なく食べられる場合が多いです．

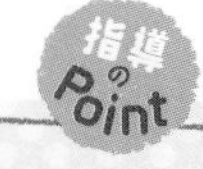

●魚アレルギーの場合は，出汁，缶詰などの摂取が可能であることが多く，その理由を理解してもらう．

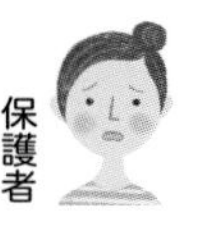

そうなんですね．

d アレルゲンの特徴

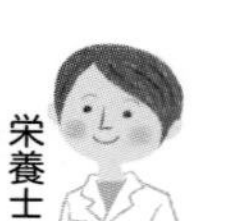

魚アレルギーの主なアレルゲンはパルブアルブミンというタンパク質です．このパルブアルブミンは加工処理でアレルゲン性が弱くなる性質があり，また水に溶けやすい性質もあります．
高圧処理する缶詰，原材料を水で洗って製造されるちくわやかまぼこなどの練り製品は，魚アレルギーの方でも症状なく摂取できるケースがあります．

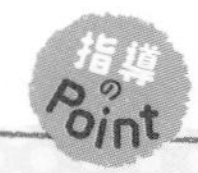

・魚アレルギーのアレルゲンとしてはパルブアルブミンが報告されている．パルブアルブミン以外のアレルゲンとしてはコラーゲン，アルドラーゼ，エノラーゼなども報告されている．コラーゲンは非水溶性であるため練り製品にも多く残存していると考えられる[3, 4]．

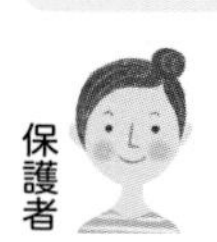

そうなんですか．ちくわも食べさせていいんですか？

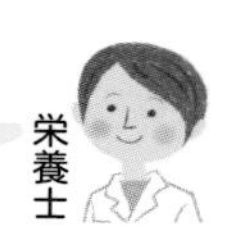

いいえ，今回はかつお出汁とツナ缶以外の魚は全般的に除去ということですので，ちくわやかまぼこなどの練り製品も今後負荷試験を受けるまでは除去していただくことになります．まだ 1 歳未満ですから，ちくわやかまぼこを利用することはないと思いますが，はんぺんなども今のところは除去してくださいね．

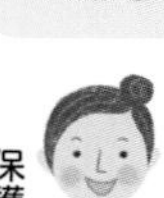

わかりました．魚アレルギーでも食べて症状が出なかったものは除去しなくてもいいのですね．出汁や缶詰が使えるだけでも嬉しいです．

e 栄養について

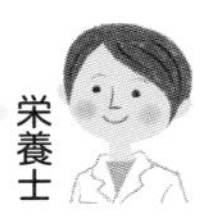

魚はタンパク質やカルシウム，ビタミンDが豊富な食品ですが，タンパク質やカルシウムは，肉類，鶏卵，粉ミルクなどの乳製品，大豆製品などにも含まれます．お肉や鶏卵，乳製品などは離乳食で使用していますか？

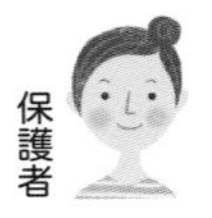

はい．牛肉と鶏肉を使っています．粉ミルクも飲ませていますし，ヨーグルトも好きみたいなのでよく使っています．鶏卵はあまり使っていません．

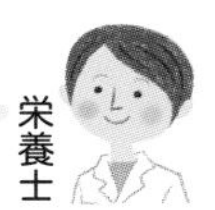

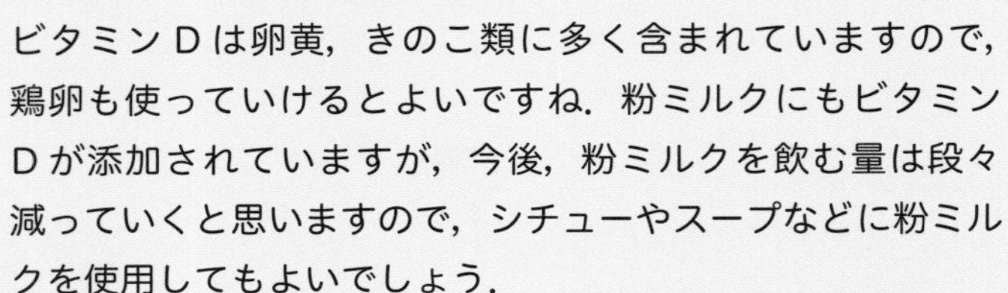

そうですか．タンパク質やカルシウムは心配なさそうですね．あとはビタミンDが摂れるとよいですね．
ビタミンDは卵黄，きのこ類に多く含まれていますので，鶏卵も使っていけるとよいですね．粉ミルクにもビタミンDが添加されていますが，今後，粉ミルクを飲む量は段々減っていくと思いますので，シチューやスープなどに粉ミルクを使用してもよいでしょう．

解説

魚はタンパク質，カルシウム，ビタミンDの良質な供給源である．特に日本人のビタミンD摂取量は魚に90%依存しているため[5]，**魚全般を除去している場合はビタミンD充足に注意する必要がある**．成長障害やビタミンD以外の栄養充足には問題がない場合でも，魚完全除去によるビタミンD欠乏性くる病が報告されている[6]．

ビタミンDが豊富な食品としては卵黄，乾燥きくらげ，干ししいたけなどがあげられる[7]．**乳児期には人工乳（牛乳アレルギー児はアレルギー用ミルクを使用）でビタミンDを補うことができる．**

f 今後の見通し

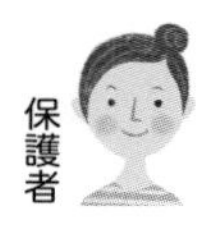
保護者

それから，「青魚はアレルギーを起こしやすい」という話を聞いたことがあるんですけど….

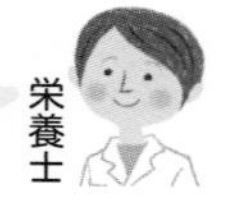
栄養士

みなさんそのことをよく心配されますが，魚は，青魚だとアレルギーを起こしやすい，白身の魚ならアレルギーを起こさない，ということはありません．そもそも“青魚”という定義もありません．
先生からも負荷試験の説明があったかと思いますが，今後は負荷試験で症状なく食べられる魚を見つけて，食事に取り入れていくことになります．

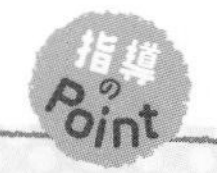

●魚肉の色で区分して除去することには根拠がないことを理解してもらう．

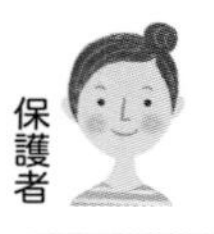
保護者

すべての魚の負荷試験をするのでしょうか？

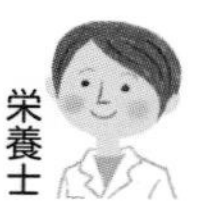
栄養士

すべての魚の負荷試験を行うことは難しいので，摂取頻度が多い魚，例えば，サケ，マグロなどから負荷試験を行うことになると思いますが，負荷試験の内容については先生と相談してください．

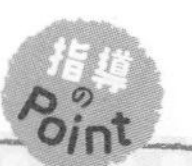

・魚肉の色は筋肉色素タンパク質であるミオグロビンや血液色素タンパク質のヘモグロビンという赤い色素の量で決まる．魚アレルギーの症状を引き起こす原因物質とは関係ない．タラを食べて症状が出たから白身魚を全般的に除去する，サバなどの青魚は心配だから除去する，など魚肉や魚皮の色で区分して除去することには根拠がない[1]．

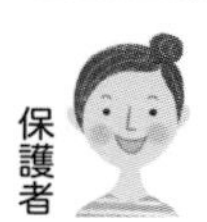
保護者

はい．わかりました．

解説

魚アレルギーは特定の 1 種類の魚だけではなく複数の魚に反応する場合が多く，67%の魚アレルギー患者が複数の魚で症状が出るという報告もある[8]．一般的には，魚の出汁，水煮缶詰が食べられるか負荷試験で確認し，日常生活で摂取頻度が高い魚，給食提供頻度が高い魚などの負荷試験を行うことが多い[9]．

魚は容器包装されている加工食品への表示義務はないので原材料欄に表示されてない場合もあります．
ベビーフードや加工食品を使用する際に，原材料が不明の場合は，食品メーカーに原材料を問い合わせましょう．

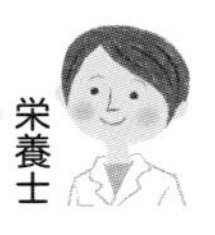
栄養士

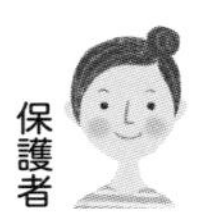
保護者

はい．わかりました．

指導のPoint

- 魚は加工食品のアレルギー表示の義務対象ではないため，表示されない場合があることを伝える．加工食品を摂取する際には注意が必要であることを理解してもらう．表示推奨対象の魚は，サバ，サケのみである．

g 周囲への協力について（給食対応）

魚アレルギーであっても，出汁が摂取可能な場合は，生活管理指導表（p.92 参照）を基に，給食でも出汁を使用できる．保護者と保育所・学校側が話し合い，安全面に配慮したうえで実際の対応方法を検討する．

本例での栄養食事指導のPoint

- 症状なく食べられる魚や加工食品が確認できた場合は，栄養充足および食品選択の幅を広げるために積極的に食事に取り入れるように勧める．
- 青魚，白魚など魚皮や魚肉の色で区分して除去することに根拠はない．
- 魚を全般的に除去する場合は，ビタミン D を補う．

魚を摂取してアレルギー様の症状が誘発されるため，**魚アレルギーと間違えられやすいものとして，アニサキスアレルギーとヒスタミン中毒がある．**

●アニサキスアレルギー

アニサキスが寄生した魚を食べて蕁麻疹，血管性浮腫などの症状が誘発される．アナフィラキシーを起こす場合もある．魚を食べてアレルギー症状が出た場合，魚ではなくアニサキスが原因であることもある．

●ヒスタミン中毒

魚に多いヒスチジンというアミノ酸は常温で長い時間放置したり，凍結と解凍を繰り返したりすることでヒスタミンに変わる．ヒスタミン中毒はこのようにヒスタミンが多く産生された魚を摂取することで起こり，摂取直後から 1 時間以内に蕁麻疹，下痢，嘔吐などの症状を伴う．

産生されたヒスタミンは加熱しても分解されないため，調理しても減らない．食品中にヒスタミンが産生されたとしても臭いや外見には変化が見られないため，**新鮮な魚を購入し再冷凍は避けるなど注意が必要である**[10)]．

●参考文献

1）食物アレルギーの栄養食事指導の手引き 2017．
2）消費者庁：平成 27 年度　食物アレルギーに関連する食品表示に関する調査研究事業報告書．2016．
3）海老澤元宏編：症例を通して学ぶ年代別食物アレルギーのすべて 改訂 2 版．南山堂，2018．
4）海老澤元宏監：新版　食物アレルギーの栄養指導．医歯薬出版，2018．
5）Nakamura K, et al.：Fish as a major source of vitamin D in the Japanese diet. Nutrition, 18：415-416，2002．
6）二村昌樹，ほか：ビタミン D 欠乏性くる病を来した魚肉アレルギーの 1 幼児例．アレルギー，52：530-533, 2003．
7）文部科学省：日本食品標準成分表 2015 年版（七訂）．全国官報販売協同組合，2015．
8）Sicherer SH, et al.：Prevalence of seafood allergy in the United States determined by a random telephone survey. J Allergy Clin Immunol, 114：159-165, 2004．
9）伊藤浩明編：食物アレルギーのすべて　基礎から臨床・社会的対応まで．診断と治療社，2016．
10）東京都福祉保健局ホームページ「食品衛生の窓」http://www.fukushihoken.metro.tokyo.jp/shokuhin/

9 その他のアレルギー（大豆，ソバ，肉，野菜）

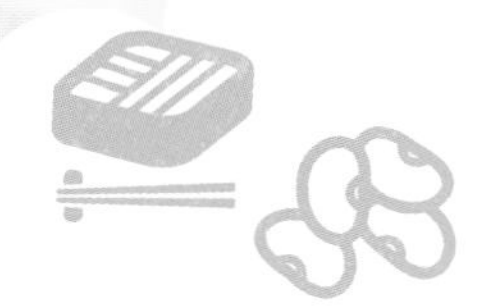

●大豆アレルギー

患者情報

9ヵ月，△△さん．離乳食1日3回食（完全母乳栄養）．
生後6ヵ月の時に豆腐を一口摂取後，嘔吐と下痢をしたが原因がわからず，翌日再び豆腐を食べさせたところ同症状が出現したため近医を受診した．近医で大豆アレルギーの疑いと言われ，当科を紹介された．
当科で血液検査（IgE 抗体検査）を行った結果，大豆のみが陽性であった．大豆は豆腐を食べて明らかな症状が繰り返して出現したこと，血液検査結果が陽性であることから除去を指示された．
既往歴 乳児湿疹なし，大豆以外の食物アレルギーなし．
●医師からの指示内容（今後の方針）
① 大豆および大豆加工食品の除去．
② 大豆以外の他の豆類の除去は不要．
③ 醤油，味噌などの調味料や大豆油の摂取は可．
④ 今後は食物経口負荷試験（以下，負荷試験）を実施し，摂取可能な量を定期的に確認する．

a 導　入　b 除去アレルゲンの確認 を行う（p.13 参照）．

c 食べられないもの（除去するもの），食べてよいものの確認

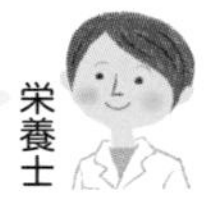

大豆アレルギーの場合には，一般的な黄色い大豆，黒豆，枝豆を除去することになります．
また，豆腐，納豆，きな粉，豆乳，おから，油揚げ，厚揚げ，がんもどきなどの大豆加工食品，きな粉や豆乳などが含まれているお菓子類なども除去します．

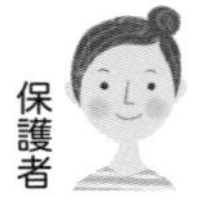

枝豆も除去なんですね．もやしは食べられますか？

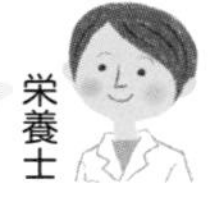

大豆もやしも除去しますが，豆のついていないふつうのもやし（緑豆もやし，ブラックマッペもやしなど）は豆の種類が異なるので除去する必要はありません．

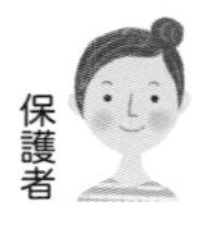

調味料は使えますか？

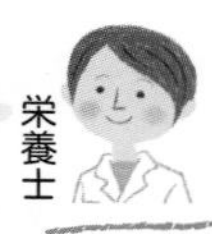
栄養士

△△さんは先生から調味料は摂取可能と指示がありましたので，離乳食を進めながら醤油や味噌，大豆油を少量から試してみてください．

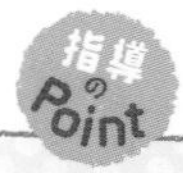

●精製した大豆油にはアレルギーの原因となるタンパク質がほとんど含まれていない．また，醤油や味噌は発酵段階で原因となるタンパク質の大部分が分解されるため，食べられる場合が多い[1, 2]．

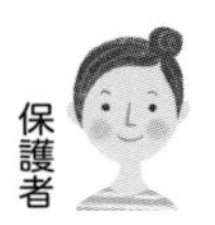
保護者

はい．お菓子類にも大豆が含まれているんですね．まだ赤ちゃん用のせんべいしか食べさせていないのですが，何を見たら大豆が含まれているかがわかりますか？

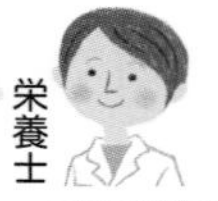
栄養士

お菓子だけではなく市販のベビーフードなどの容器包装された加工食品を選ぶ際には，原材料表示を確認してください．
大豆は乳化剤，大豆タンパク質やタンパク加水分解物としてさまざまな加工食品に使用されています．原材料表示に「乳化剤（大豆由来）」，「原材料の一部に大豆を含む」などの表示がある場合は除去する，ということになります．

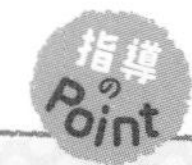

●まれではあるが重症な大豆アレルギーの場合は調味料を含めた除去が指示されることもある．大豆が含まれている調味料が使えない場合は，米や雑穀で作られた調味料で代用することができる[3]．

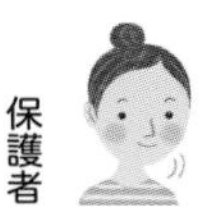
保護者

表示を見ればいいんですね．

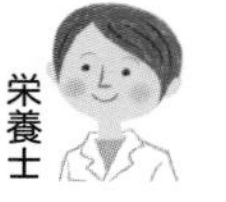
栄養士

「大豆」は加工食品へのアレルギー表示の義務がないので，大豆が含まれていても表示されないことがあります[3]．原材料が不明な場合には食品メーカーに大豆が原材料に使用されているか問い合わせてください．

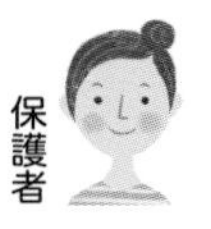
保護者

わかりました．いんげん豆や小豆はどうですか？

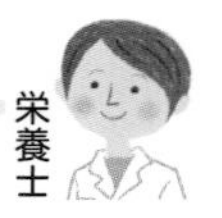
栄養士

いんげん豆や小豆は大豆とはアレルゲンが異なりますので，使うことができます．そのほか，さやえんどう，ひよこ豆なども大豆とは異なります．大豆アレルギーの場合に大豆以外の豆類をまとめて除去する必要はありません．

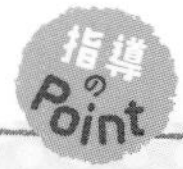

●いんげん豆，小豆，えんどう豆（グリーンピース）などの大豆以外の豆類は基本的に除去する必要はない．

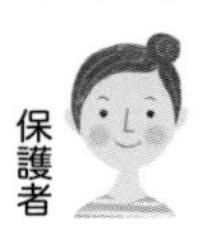
保護者

まとめて除去する必要はないのですね．よかったです．

d 栄養について

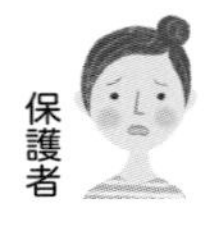

大豆製品を除去していて栄養状態に問題はないのでしょうか？

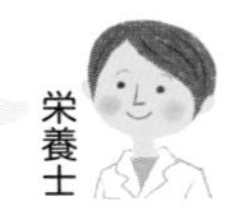

大豆製品を除去しても，肉類，魚類，鶏卵，乳製品などのタンパク質の豊富な食品を食べていれば栄養状態に問題が起きることはありません．お肉やお魚などは食べていますか．

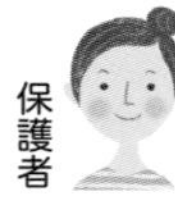

はい．よく食べています．

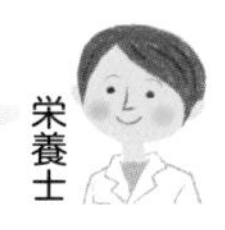

では栄養面では問題がなさそうですね．

e 今後の見通し

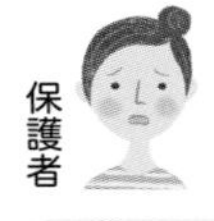

うちの子も食べられるようになるのでしょうか．

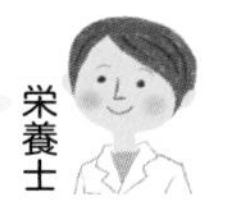

先生からも説明があったと思いますが，今後は定期的に大豆の負荷試験を受け食べられる量を確認します．
大豆アレルギーは 3 歳までに 78%が症状なく食べられるようになることが報告されています[4]．
タイミングについては先生と相談してみてください．

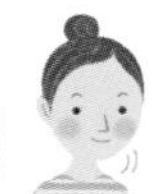

わかりました．

解説

大豆アレルギーは大きく 2 つのタイプが知られている．本症例のように大豆製品を摂取して症状が誘発される**即時型大豆アレルギー**と，花粉症の患者が大豆製品を摂取して口腔内違和感などの**口腔アレルギー症候群を起こすタイプ**である．後者は学童期以降に多く見られ，アナフィラキシーを起こす場合もある．花粉症が悪化するにつれ，花粉症のアレルゲンと似た構造のタンパク質が含まれている大豆製品を摂取することで症状が引き起こされる[5]．

本例での栄養食事指導の Point

- 大豆アレルギーの場合に，大豆以外の豆類を除去する必要はない．
- 大豆アレルギーは成長に伴い治っていくケースが多いので，心配しすぎないように話す．
- 大豆，大豆製品を除去しても，肉類，魚類，鶏卵，乳製品などをバランスよく摂取することで，栄養状態に問題が起こる可能性は低い．

●ソバアレルギー

患者情報

4 歳，△△さん．
乳児期に行ったソバの血液検査（IgE 抗体検査）結果が陽性であったため，ソバの除去が指示されていた．4 歳ではじめてソバの負荷試験を実施し，結果が陽性であったため医師より栄養食事指導の依頼あり．
乳児期に鶏卵アレルギーと診断され，現在は，生卵のみ除去．

a 導　入 **b 除去アレルゲンの確認** を行う（p.13 参照）．

c 食べられないもの（除去するもの），食べてよいものの確認

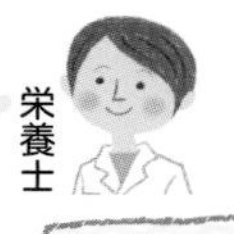

栄養士：ソバアレルギーの場合には，ソバとソバが含まれる食品を除去することになります．
ソバは，ソバの実を製粉したソバ粉を用いて作った麺です．ソバ粉はソバ以外にも，冷麺，カップ麺などの麺類やクレープ，饅頭，そばぼうろ，餅，かりんとうなどの洋菓子や和菓子にも含まれていることがあります[3, 6]．

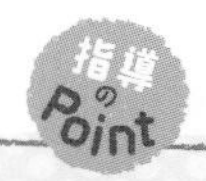

●ソバ粉は，ソバ以外の食品の原材料にも使用されている．

・ソバの原材料には鶏卵，小麦，ヤマイモなどが使われることがある．鶏卵，小麦，ヤマイモなどのアレルギーがある場合は，ソバの原材料を確認する．十割ソバは原材料にこれらの副材料が使用されていないため，負荷試験食品としても利用しやすい．

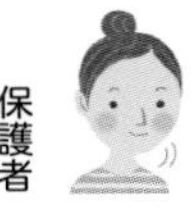

保護者：洋菓子にも入っていることがあるのですね．

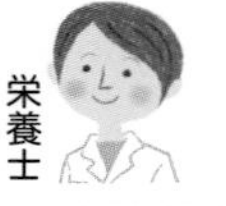

栄養士：はい．洋菓子にもソバ粉が使われることがあります．ソバは，容器包装された加工食品に含まれている場合には必ず表示されることになっています．

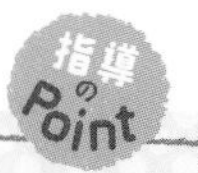

●ソバは，容器包装された加工食品に表示義務がある．

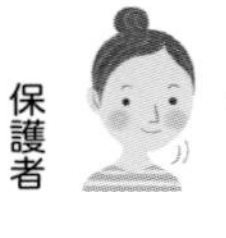

保護者：鶏卵と同じように表示義務があるんですね．原材料表示に「ソバ」と表示されていない食品であれば食べられるということですね．

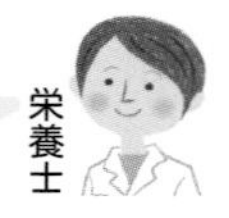

栄養士：はい．鶏卵と同じように，外食のメニューや店頭で販売しているお弁当，お惣菜についてはアレルギーの表示義務はありませんので，注意してください．

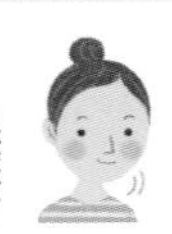

保護者：外食は気をつけないといけないですね（p.74 参照）．

d アレルゲンの特徴

そうですね．例えば，うどんとソバを同じ釜で茹でているお店では茹で汁にソバのアレルゲンが含まれています．
また，店内に飛んでいるソバ粉を吸うと症状が出るような場合もありますので，注意していただく必要があります[3]．

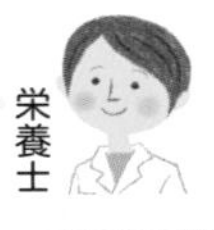

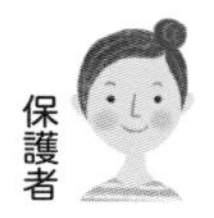

はい，気をつけます．

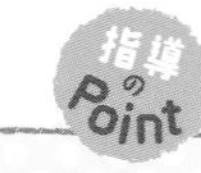

- **ソバのアレルゲンは水溶性で熱に強い特徴を持っているため，ソバの茹で汁にはソバのアレルゲンが混入している[2]．**

・ソバを茹でた湯で他の麺類を茹でるなど，茹で汁を共有することでも症状が誘発される可能性がある．

解説

ソバは全年齢における食物アレルギーの原因食物の９位[2]であるが，アナフィラキシー原因食物としては４位を占める[6]．血液検査（IgE 抗体検査）結果が陽性であっても負荷試験で症状が出るケースは少ないが，症状が誘発された場合はアナフィラキシーなど重篤な症状を引き起こす可能性が高い[7]．

本例での栄養食事指導のPoint

- ソバがどのような食品に含まれているかや，ソバは原材料表示の義務があることなどを伝える．
- ソバの茹で汁などへの注意を促す．

●肉アレルギー

肉アレルギーの発症頻度は少ない．即時型食物アレルギーによる調査結果によると，即時型症状の発症頻度は鶏肉と豚肉が各々0.1％であった[8]．

牛肉アレルギーと牛乳アレルギー，鶏肉アレルギーと鶏卵アレルギーの原因物質は異なるため，牛乳アレルギー患者が牛肉を除去する必要ない．

鶏肉，豚肉，牛肉アレルギーのアレルゲンは熱に不安定な特徴を持っているため，加熱することでアレルギー症状を引き起こす力は弱くなる．したがって加熱した肉を食べて症状が誘発される場合は極めて少なく，肉の出汁は食べられることが多い[2, 3]．

すべての肉類の除去が指示される場合は極めて少ないが，全肉類の除去が指示された場合はヘム鉄不足にならないように，魚などのヘム鉄が豊富な食品を積極的に摂取する必要がある[2]．

●野菜アレルギー

野菜アレルギーは摂取後に皮膚症状，呼吸器症状，消化器症状などが誘発される**即時型野菜アレルギー**と，花粉症が先に発症し，花粉症が悪化するにつれて症状が誘発される**花粉・食物アレルギー症候群（pollen-food allergy syndrome：以下，PFAS）**（p.42参照）に大別される[3, 5]．

即時型野菜アレルギーとしてはヤマイモ（0.7％），ナガイモ（0.1％），フキノトウ（0.1％），トマト（0.1％）が報告されている[8]．原因となる野菜を加熱調理したものや加工食品を含めて除去するケースが多い[3]．野菜によるPFASは，果物によるPFASと同様に，トマトケチャップは症状なく食べられるが，生のトマトを食べると口腔内違和感を訴えるなど，加工・調理されている野菜は食べられる場合が多い．しかし，加熱した野菜でも症状が誘発される場合もあるので，除去範囲については医師の指示に従う[2]．一部の野菜（果物）には食物不耐症を引き起こす物質（アセチルコリンなど）が含まれていることが報告されている．食物アレルギーと区別することは難しいが，摂取量を減らすことで症状誘発を防げると言われている[6]．

原因となる野菜以外の摂取可能な野菜や果物を摂ることでビタミン，ミネラル，食物繊維不足を防ぐことができる．

●参考文献

1） 海老澤元宏監：図解食物アレルギーの悩みを解消する！最新治療と正しい知識．日東書院，2017．
2） 食物アレルギーの栄養食事指導の手引き2017．
3） 海老澤元宏監：新版　食物アレルギーの栄養指導．医歯薬出版，2018．
4） 池松かおり，ほか：乳児期発症食物アレルギーに関する検討（第2報）：卵・牛乳・小麦・大豆アレルギーの3歳までの経年的変化．アレルギー，55：533-541，2006．
5） 伊藤浩明編：食物アレルギーのすべて　基礎から臨床・社会的対応まで．診断と治療社，2016．
6） 海老澤元宏編：症例を通して学ぶ年代別食物アレルギーのすべて 改訂2版．南山堂，2018
7） Yanagida N, et al.：Reactions of Buckwheat-Hypersensitive Patients during Oral Food Challenge Are Rare, but Often Anaphylactic. Int Arch Allergy Immunol, 172:116-122, 2017.
8） 消費者庁：平成27年度　食物アレルギーに関連する食品表示に関する調査研究事業報告書．2016．

鶏卵アレルギーと診断されたときの栄養食事指導資料（例）

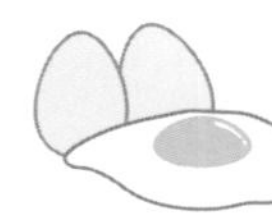

鶏卵アレルギーの食事

鶏卵は，加熱によってアレルギーを起こす力が弱くなります．このため加熱卵が食べられるようになっても，生卵や半熟卵には注意が必要です．

鶏卵と，鶏卵が入った食品を食べないようにします．
鶏卵が入った食品の例：マヨネーズ*，練り製品，ハムなどの肉加工品，洋菓子，卵のつなぎ，卵を使った揚げものの衣など

＊マヨネーズやアイスクリーム，カスタードクリームなどに入っている鶏卵は十分に加熱されていないので特に気をつけましょう．

鶏卵・魚卵は，鶏卵アレルギーの原因にはならないので，基本的に避ける必要はありません．

主治医の指示に従って，食べて症状が出る必要最小限の食物だけを除去しましょう．

加工食品は原材料を確認して上手に利用しましょう

鶏卵は，容器包装された"加工食品"に微量でも含まれている場合，必ず表示しなければいけない「特定原材料」です．原材料欄に『卵を示す表記』がなければ，その加工食品には卵が入っていません．

『卵を示す表記』

	代替表記	特定加工食品
卵	たまご，鶏卵，あひる卵，うずら卵，タマゴ，玉子，エッグ	マヨネーズ，かに玉，親子丼，オムレツ，目玉焼き，オムライス

食べられるもの
卵殻カルシウム

調理では鶏卵を使わずおいしく食べる工夫をしましょう

- **ひき肉料理のつなぎ**……でんぷん（片栗粉など）や，じゃがいもやれんこんなどをすりおろして使ったり，豆腐やきざんだ野菜，水分を多めに入れたりすることでやわらかく仕上がります．
- **揚げものの衣**……小麦粉やでんぷん（片栗粉など）を水でといてからめると，衣がつきやすくなります．また，下味をつけて小麦粉やでんぷん（片栗粉など）をまぶし，唐揚げにしてもおいしく食べることができます．
- **ホットケーキなど**……重曹やベーキングパウダーを使ってふっくら仕上げます．口当たりがぱさつくときにはバターや牛乳，豆乳などを多めに加えるとしっとりします．
- **プリン，卵豆腐**……卵の代わりにゼラチンや寒天で固めることができます．
- **彩り**……コーンや黄パプリカ，カボチャを使ったり，ターメリックやサフランで色をつけます．

食事のバランス

鶏卵が食べられなくても，主食，主菜，副菜を組み合わせて，鶏卵と同じタンパク質を多く含む食品をきちんと食べていれば，栄養を十分に摂ることができます．

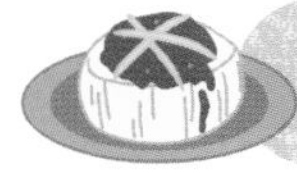
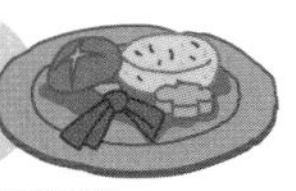

野菜，海草，きのこ，いも，豆（大豆以外）果物など

副菜：主に体の調子をととのえるもの

鶏卵M玉1個の栄養
エネルギー　76kcal
タンパク質　6.2g

同等量のタンパク質の食品（例）

鮭	1/3切（30g）
絹豆腐	1/2丁（130g）
豚ロース肉	薄切り2枚（35g）
牛乳	コップ1杯（200mL）

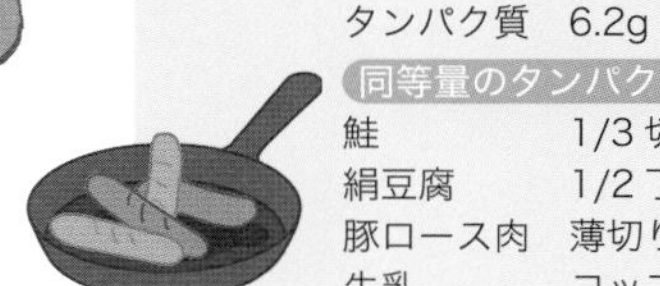

ごはん，パン，めん など

主食：主にエネルギー源になるもの

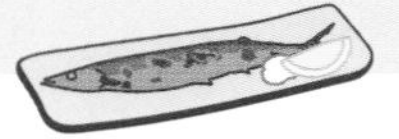

卵，乳製品，肉，魚，大豆製品など

主菜：主に体をつくるもの＝タンパク質

カルシウム（乳製品，大豆製品，小魚，青菜など）を積極的に摂るとさらにバランスがよくなります．

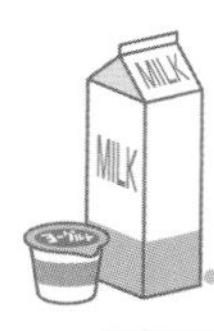

牛乳アレルギーの食事

牛乳・乳製品，乳製品が入った食品を食べないようにします．
乳製品：ヨーグルト，チーズ，バター，生クリーム，はっ酵乳，乳酸菌飲料，れん乳，粉ミルク*，アイスクリームなど
乳製品が入った食品の例：パン，パン粉，洋菓子類など

＊一般の粉ミルクとは別に，牛乳アレルギー用に加工されたアレルギー用ミルクや大豆乳があります．主治医に相談して適切なものを利用しましょう．

牛乳・乳製品は，加熱や発酵処理をしてもアレルギーを起こす力はほとんど変わりません．乳製品によってタンパク質量が多い食品（チーズなど）と少ない食品（バターなど）があります．

牛肉は，牛乳アレルギーの原因にはならないので，基本的に避ける必要はありません．

主治医の指示に従って，食べて症状が出る必要最小限の食物だけを除去しましょう．

加工食品は原材料を確認して上手に利用しましょう

乳（牛乳・乳製品）は，容器包装された " 加工食品 " に微量でも含まれている場合，必ず表示しなければいけない「特定原材料」です．原材料欄に『乳を示す表記』がなければ，その加工食品には乳が入っていません．

『乳を示す表記』

	代替表記	特定加工食品
乳	生乳，牛乳，特別牛乳，成分調整牛乳，低脂肪牛乳，無脂肪牛乳，加工乳，クリーム（乳製品），バター，バターオイル，チーズ，濃縮ホエイ（乳製品），アイスクリーム類，濃縮乳，脱脂濃縮乳，無糖れん乳，無糖脱脂れん乳，加糖れん乳，加糖脱脂れん乳，全粉乳，脱脂粉乳，クリームパウダー（乳製品），ホエイパウダー（乳製品），タンパク質濃縮ホエイパウダー（乳製品），バターミルクパウダー，加糖粉乳，調製粉乳，はっ酵乳，乳酸菌飲料，乳飲料	生クリーム，ヨーグルト，ミルク，ラクトアイス，アイスミルク，乳糖**

食べられるもの
乳化剤，乳酸菌，乳酸カルシウム，乳酸ナトリウム，カカオバター

＊＊乳糖には，原料の牛乳タンパク質が，ごく微量に残っていますが，大量に食べなければ，ほとんどの場合は，アレルギー症状を起こす原因にはなりません．利用できるかどうかは主治医に相談しましょう．

調理では乳製品を使わずおいしく食べる工夫をしましょう

- **シチュー，グラタン**……じゃがいもやかぼちゃを煮崩してポタージュ状にしたり，乳成分が入っていないマーガリンと小麦粉（米粉）でルウを作ることができます．アレルギー用のルウの素も利用できます．牛乳の代わりに豆乳を使ったり，少量のひき肉や，コンソメの素を入れると味にコクが出ます．
- **洋菓子（クリーム類）**……豆乳のホイップクリームやココナッツミルクで代用したり，果物やさつまいもをピューレにしてでんぷん（コーンスターチなど）を混ぜて火にかけ，クリームを作ることができます．

食事のバランス

乳製品が食べられなくても，主食，主菜，副菜を組み合わせて，バランスよく食事をしましょう．
牛乳アレルギーでは**カルシウム摂取量**が不足しやすくなるので，いろいろな食材から積極的に摂りましょう．

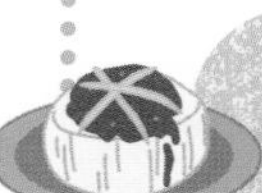
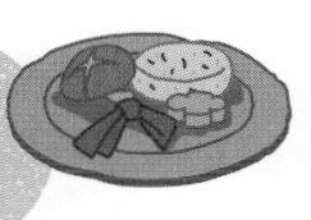

野菜，海草，きのこ，いも，豆（大豆以外），果物など

副菜：主に体の調子をととのえるもの

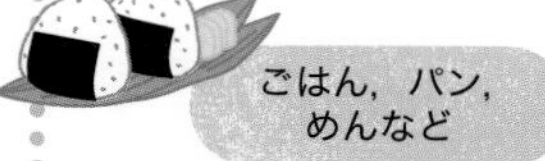

ごはん，パン，めんなど

主食：主にエネルギー源になるもの

卵，乳製品，肉，魚，大豆製品など

主菜：主に体をつくるもの＝タンパク質

牛乳 100mL の栄養
エネルギー 69kcal
タンパク質 3.4g
カルシウム 113mg

カルシウムを多く含む食品（例）

アレルギー用ミルク		54～60mg
大豆製品	調製豆乳 200mL	62mg
小魚	しらす干し大さじ 1 杯	13mg
青菜	小松菜お浸し 30g	45mg
海藻	ひじき煮物 1 人分 20g	70mg

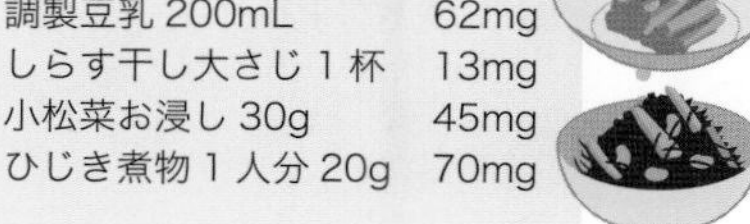

カルシウム摂取推奨量（日本人の食事摂取基準　2010 年版）
1～2 歳：（男女とも）400mg
3～7 歳：（男子）600mg／（女子）550mg
8～9 歳：（男子）650mg／（女子）750mg

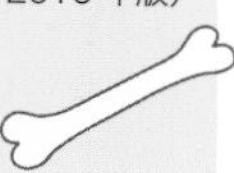

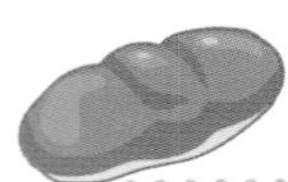

小麦アレルギーの食事

小麦・小麦製品と，小麦が入った食品を食べないようにします．
小麦：薄力粉，中力粉，強力粉，デュラムセモリナ小麦など
小麦製品：パン，うどん，麸，マカロニ，スパゲティ，餃子の皮など
小麦が入った食品の例：洋菓子類，ルウなど小麦を使った調味料*など

＊市販の醤油は，原材料欄に「小麦」と表記されていますが，小麦のタンパク質が完全に分解されているため，基本的に小麦アレルギーでも利用することができます．

小麦粉は，薄力粉＜中力粉＜強力粉の順にタンパク質の量が多くなりますが，薄力粉よりも強力粉がアレルギーを起こしやすい食品ということではありません．また，小麦製品も，それぞれに含まれているタンパク質量が異なります．

大麦，オーツ麦など他の麦類は，直接小麦アレルギーの原因にはならないので，基本的に避ける必要はありません．

まれに，他の麦類を食べて症状が起こる場合があります．主治医と相談しながら，はじめて食べる時には注意しましょう．

加工食品は原材料を確認して上手に利用しましょう

小麦は，容器包装された"加工食品"に微量でも含まれている場合，必ず表示しなければいけない「特定原材料」です．原材料欄に『小麦を示す表記』がなければ，その加工食品には小麦が入っていません．

『小麦を示す表記』

	代替表記	特定加工食品
小麦	こむぎ，コムギ	パン，うどん

食べられるもの
麦芽糖

『米粉パン』には，食感をよくするために小麦グルテン（小麦タンパク質）が入っているものがあります．原材料を確認して，小麦が入っていないものを選びましょう．

調理では小麦を使わずおいしく食べる工夫をしましょう

- **パン，ケーキなど**…米粉，雑穀粉，ソバ粉などで代用しましょう．米粉には，ごはんと同じうるち米から作られる米粉や上新粉と，もち米から作られるよりもっちりした食感の白玉粉があります．米粉にでんぷん（片栗粉）を少し混ぜて使うと，食感が軽く仕上がります．
- **うどんなどめん類**…米粉や，雑穀でできためんで代用しましょう．アジアの食材で，スーパーなどでも手に入りやすい米のめん（フォー：平めん，ビーフン：細めん）は，うどんやそうめん・中華めんの代わりに利用することができます．フォーはくたくたに煮ればやわらかくなるので，離乳食などにも利用できます．
- **揚げものの衣**………小麦からできたパン粉の代わりに，細かく砕いたコーンフレークや細かく切った春雨で変わり衣を楽しむことができます．米粉のパン粉や，トウモロコシを粗挽きにした粉（コーングリッツ）も衣として便利です．卵が使えない時には，でんぷん（片栗粉など）を水でといたものをタネにしっかりからめると，衣がつきやすくなります．
- **餃子，春巻**…………生春巻用のライスペーパーを利用したり，大根のスライスで代用することもできます．
- **ルウ**…………………米粉や片栗粉でとろみをつけたり，アレルギー用のルウの素も利用できます．

食事のバランス

主食，主菜，副菜を組み合わせてバランスよく食事をすれば，栄養摂取上での問題はありません．
＊パンやめんなどの主食は，小麦粉以外の食材でできたものを利用して，いろいろなメニューを楽しみましょう．

食パン1枚の栄養
エネルギー　160kcal
たんぱく質　5.6g
同等量のエネルギーの食品（例）
ごはん　おにぎり1個（100g）
米めん（乾燥）　40g

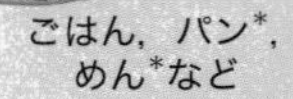

ごはん，パン*，めん*など
主食：主にエネルギー源になるもの

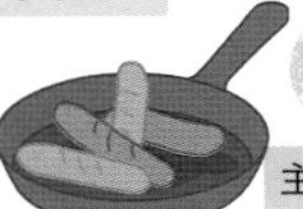

野菜，海草，きのこ，いも，豆（大豆以外），果物など
副菜：主に体の調子をととのえるもの

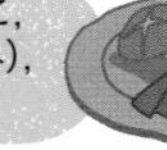

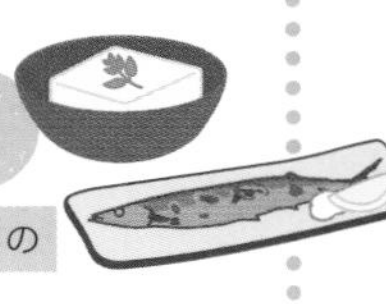

卵，乳製品，肉，魚，大豆製品など
主菜：主に体をつくるもの

カルシウム（乳製品，大豆製品，小魚，青菜など）を積極的に摂るとさらにバランスがよくなります．

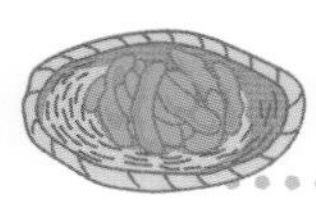

大豆アレルギーの食事

大豆・大豆製品，大豆が入った食品を食べないようにします．
大豆：黄大豆（大豆もやし含む），黒大豆（黒豆），青大豆（枝豆）
大豆製品：きなこ，おから，豆乳，湯葉，厚揚げ，油揚げ，がんも，豆腐，納豆，味噌*，醤油*
大豆が入った食品の例：大豆由来の乳化剤を使った食品など

＊大豆油は一般的に精製度が高く，アレルギーの原因になるタンパク質がほとんど取り除かれているため，基本的に大豆アレルギーでも利用できます．

醤油*や味噌*などの調味料は，発酵中にタンパク質の大部分が分解されているため，大豆アレルギーでも食べられることが多くあります．
主治医と相談して適切に，最小限の除去をしましょう．

小豆，えんどう豆，いんげん豆などの大豆以外の豆類，緑豆もやしは，大豆アレルギーの原因にはならないので，除去の必要はありません．

加工食品は原材料を確認して上手に利用しましょう

大豆は，加工食品への表示義務はないので，容器包装された加工食品に含まれていても，原材料欄に表示されていないことがあります．『大豆を示す表記』の表示がないからといって大豆が入っていないという判断はできません．

加工食品の中に大豆が含まれていないかを確認するためには，メーカーに問い合わせをすることが必要です．

『大豆を示す表記』

	代替表記	特定加工食品
大豆	だいず，ダイズ	醤油，味噌，豆腐，油揚げ，豆乳，納豆

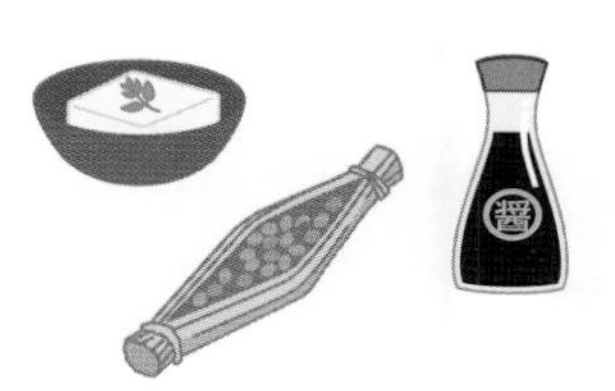

例えば，同じ大豆から作られている『乳化剤』でも，表示義務がないので乳化剤（大豆由来）／乳化剤／レシチン（大豆由来）／レシチンなど，いろいろな表記で表示されている可能性があります．

調理では大豆を使わずおいしく食べる工夫をしましょう

●きなこ…すりごま，ピーナッツパウダーなどを利用できます．

食事のバランス

大豆が食べられなくても，主食，主菜，副菜を組み合わせて，大豆と同じタンパク質を多く含む食品をきちんと食べていれば，栄養を十分に摂ることができます．

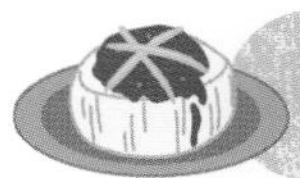

野菜，海草，きのこ，いも，豆（大豆以外）果物など

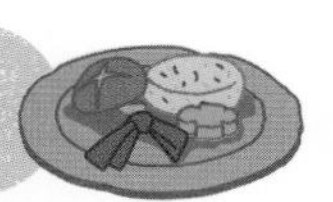

副菜：主に体の調子をととのえるもの

ごはん，パン，めん など

主食：主にエネルギー源になるもの

絹豆腐 1/2 丁（130g）の栄養
エネルギー　73kcal
タンパク質　6.4g

同等量のタンパク質の食品（例）

鮭	1/3 切（30g）
豚ロース肉	薄切り 2 枚（35g）
牛乳	コップ 1 杯（200mL）
鶏卵	M 玉 1 個

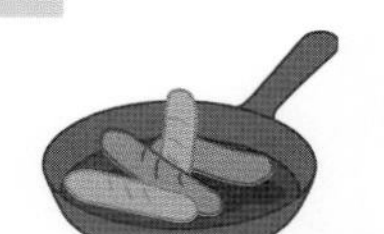

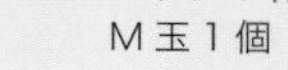

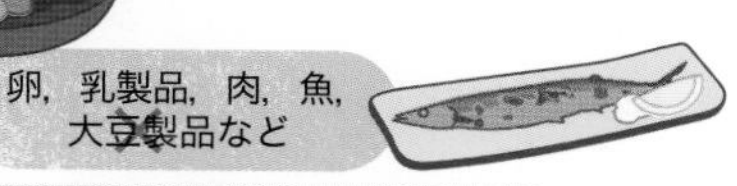

卵，乳製品，肉，魚，~~大豆製品~~など

主菜：主に体をつくるもの＝タンパク質

カルシウム（乳製品，~~大豆製品~~，小魚，青菜など）を積極的に摂るとさらにバランスがよくなります．

病院での栄養食事指導

離乳食を始めるのが心配です

患者情報

生後6ヵ月，△△さん．離乳食開始前（完全母乳栄養）．
生後1ヵ月頃から顔と体に湿疹が出現．近医で治療を行っていたが，顔と体の湿疹がよくならないため当科を受診した．
当院でスキンケアの指導や治療を受けて皮膚の状態は改善された．医師は湿疹の発現に食物アレルギーが関与していると診断し，牛乳と小麦を除去して離乳食を開始するよう指示した．
母親の離乳食を開始することへの恐怖心が強かったため，医師から栄養食事指導の依頼があった．

●医師からの指示内容（今後の方針）

① 食物除去項目：牛乳，小麦（母親は除去不要）．
② アレルギー用ミルク：ミルフィー®HP（以下，ミルフィー®）使用可．
③ 今後は負荷試験を受けて，症状誘発有無や症状なく食べられる量を確認していく予定．

a 導入 b 除去アレルゲンの確認 を行う（p.13 参照）．

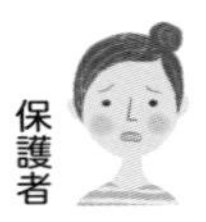

保護者：牛乳と小麦のアレルギーと言われたのですが，どのように離乳食を始めたらよいですか？

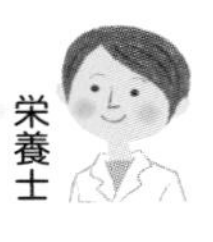

栄養士：離乳食はおかゆから開始するのが一般的ですが，お米が食物アレルギーの原因となることはかなり少ないです．また，牛乳と小麦は除去する必要がありますが，その他の食品は使用することができます．

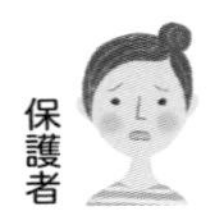

保護者：でも何か食べさせて，症状が出るんじゃないかと心配になってしまいます．

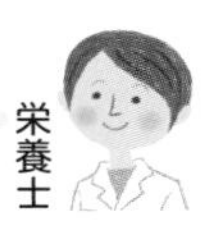

栄養士：離乳食は，「新鮮な食材」を選び，「十分加熱」し，「少量から」進めていくとよいでしょう．万が一，症状が出てもよいように，初めて試すときには，病院を受診できる時間帯（午前中など）を選ぶと安心です．
こちらの図（図1）のような進め方をイメージして，お子さんの体調がよいときにつぶしがゆ1さじから与えて様子を見てください．

●離乳食を開始するときは，「新鮮な食材」を「十分加熱」し，「少量から」試すとよい．

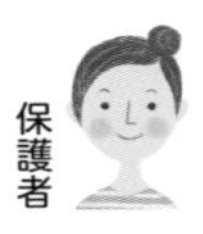

保護者：おかゆから始めればよいのですね．

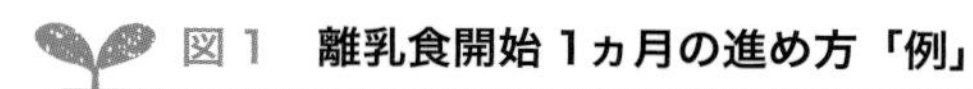
図1　離乳食開始1ヵ月の進め方「例」

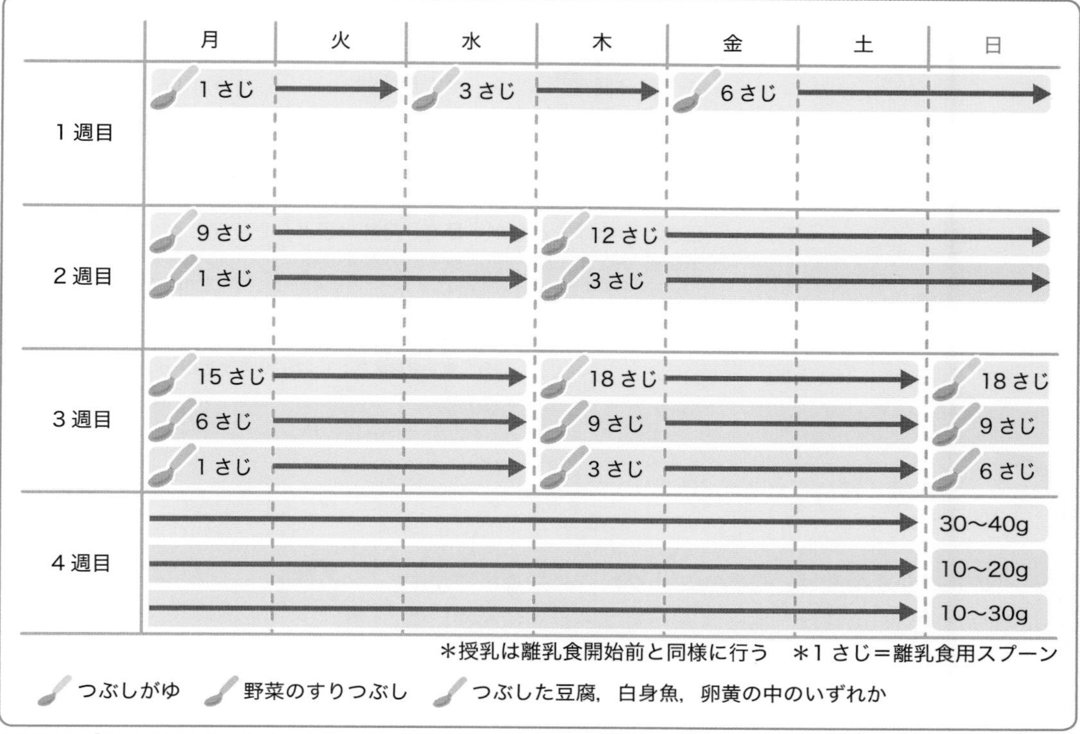

あくまでも「例」であるため，子どもの発達や摂取状況に応じて進める．

（授乳・離乳の支援ガイド（2019年改定版）p.30，34を基に作成）

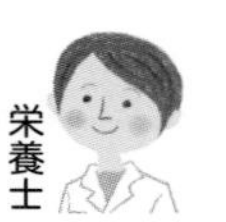

おかゆに慣れたら，野菜も与えてみましょう．
大根，にんじんなどの根菜類，かぼちゃ，さつまいもなどはアレルギーの原因になることは少ないので，使いやすい食材です[1]．

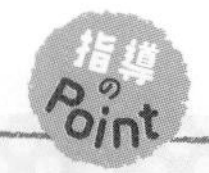

●おかゆ（米）や野菜（大根，にんじん，かぼちゃ，さつまいもなど）は食物アレルギーの発症頻度は低い[1]．

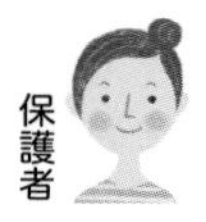

野菜の次は何を食べさせたらよいですか？

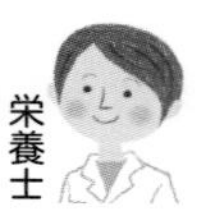

その後は豆腐，脂身の少ないタラやタイなどの魚，固ゆで卵黄などの食材を少量から与えてみてください．
お子さんの発達，摂取状況など様子を見ながら野菜やタンパク質源である魚，肉など食材の種類を増やしていきます（表1）．

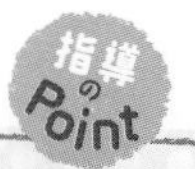

●医師から鶏卵除去の指示がなければ，鶏卵も離乳食に取り入れる．卵黄摂取開始時期の目安は離乳初期段階（生後5,6ヵ月頃）とされている．まず固ゆで卵黄から開始し，その後全卵（卵白）を開始する[2]．

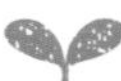

表１　**離乳食の進め方**

	離乳初期 生後５〜６ヵ月頃	離乳中期 生後７〜８ヵ月頃	離乳後期 生後９〜11ヵ月頃	離乳完了期 生後12〜18ヵ月頃
摂取回数	＊１日１回 ＊母乳やミルクは子どもが欲する分飲ませる．	＊１日２回 ＊母乳やミルクは離乳食後に与える． ＊離乳食後の授乳のほかにミルクは１日３回程度，母乳は子どもが欲する分飲ませる．	＊１日３回 ＊母乳やミルクは離乳食後に与える． ＊離乳食後の授乳のほかにミルクは１日２回程度，母乳は子どもが欲する分飲ませる．	＊１日３回 （＋必要に応じて１〜２回のおやつ） ＊母乳やミルクは離乳食の摂取量や進行状態，子どもの発育状態に応じて与える．
調理形態	なめらかにすりつぶした状態（ポタージュ状）	舌で潰せる固さ	歯茎で潰せる固さ	歯茎で噛める固さ

（授乳・離乳の支援ガイド（2019年改定版）p.34の表を基に作成）

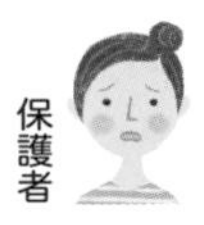

保護者：順調に進められるか心配なのですが．

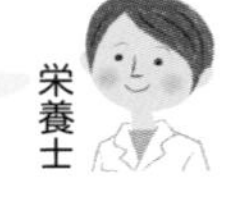

栄養士：離乳食の初期から中期は，母乳やミルクからの栄養摂取が中心になります．この頃は，お子さんがスプーンや食べ物に慣れるための期間なので，焦らずに進めてください．
離乳食後期から完了期にかけては，主食，主菜，副菜のバランスが整った食事を目指していけるとよいですね．

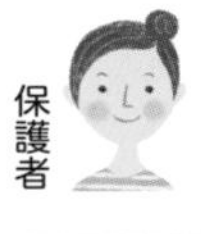

保護者：鶏卵は１歳までは与えないほうがよいのかと思っていました．

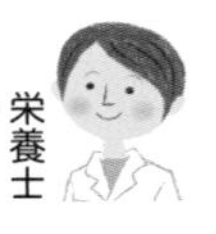

栄養士：はい．食物アレルギーの発症を心配して離乳食の開始を遅らせたり，鶏卵など特定の食材の開始を遅らせることはすすめられていません[1]．食物アレルギーは，実際に食べてみなければ症状が出るかどうかはわからないものではありますが，先生から鶏卵除去の指示はありませんので，進めてみましょう．

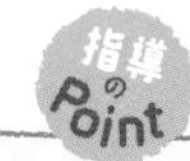

- **食物アレルギー児であっても生後５，６ヵ月頃に離乳食を開始することが望ましい[2]．食物アレルギーの予防目的で離乳食の開始や進行を遅らせない[1]．**

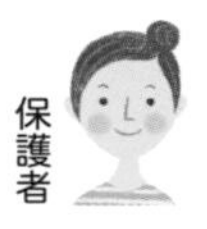

保護者：卵は固ゆで卵黄から試せばよいでしょうか？

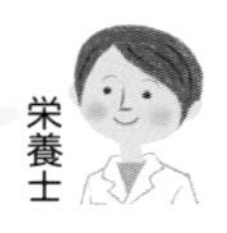

栄養士：鶏卵は十分加熱した卵黄から始めて，問題なければ加熱した卵白を試す，という流れで進めましょう．

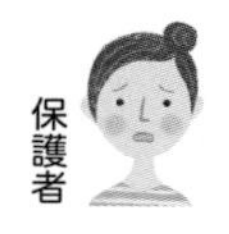

わかりました．離乳食の最初のうちは，お米とか野菜を食べさせればよいことがわかりましたが，牛乳と小麦を使わずに離乳食を進めていけるのかは心配です．

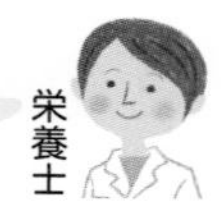

心配になりますね．最近はアレルギーに配慮されたベビーフードや食品が多く市販されています．牛乳の代替食品としては，豆乳や豆乳で作られたヨーグルト，豆乳で作られたチーズなどがあります．

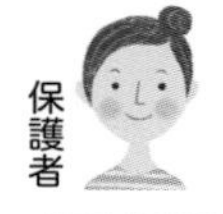

小麦の代替食品もありますか？

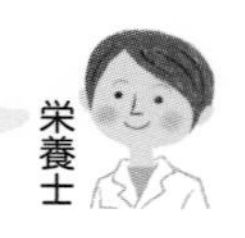

はい．米粉や米粉の麺，米粉パンなどがあります．インターネットなどでも検索するとたくさんありますので，いろいろ探してみてください．

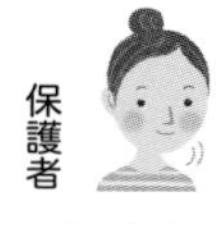

はい．見てみます．牛乳が使えないので，カルシウム不足が心配なのですが．

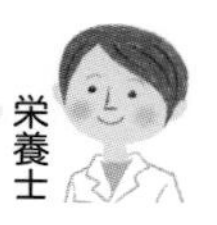

先生からはミルフィー®（p.21 参照）を使ってみるように指示があったかと思います．牛乳アレルギーの場合はカルシウムが不足しないように，ミルフィー®を飲ませるだけでなく，離乳食にも取り入れるようにしてください．おかゆに混ぜたり，スープやシチューなどを作る際に利用してもよいでしょう．

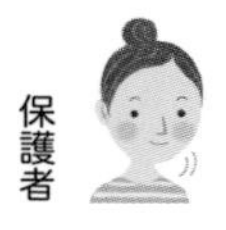

ミルフィー®は料理に使ってもよいのですね．
他に，離乳食を進める時に注意するべき点があったら教えてください．

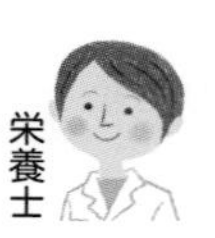

母乳栄養児は鉄欠乏になりやすいことが報告されています[2]．生後 6ヵ月頃から鉄の必要量が増えます（表 2）．赤ちゃんが生まれてきた時に貯めていた貯蔵鉄は生後 6ヵ月頃から少なくなり，この頃は母乳中の鉄も減少するので，赤ちゃんの鉄欠乏性貧血を予防するために離乳食で十分に鉄を補う必要があります[3]（表 3）．

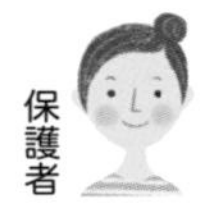

保護者

鉄以外に何か補ったほうがいいものはありますか？

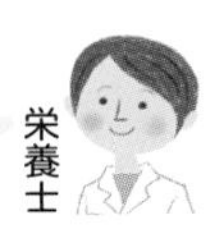

栄養士

ビタミンDはカルシウムの吸収率をアップさせる栄養素です．ビタミンDが豊富な食品も積極的に取り入れるようにしてください（表4）．

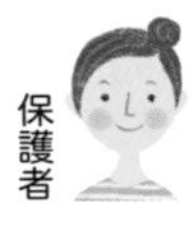

保護者

そうなんですね．それから，早く断乳したほうがよいのでしょうか？

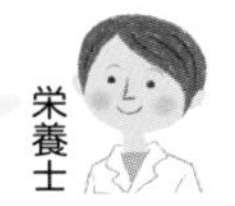

栄養士

母乳を飲むことでエネルギーや栄養素を摂るだけでなく母親と共感したり，安心感を得ることもできるので．卒乳の時期はお子さんの離乳食摂取量や発達，発育の状態を見て決めてください．

指導のPoint

- **授乳中の母親が特定の食物を除去しなければいけないケースは非常に少ない．**

表2　鉄の食事摂取基準（mg/日）

性　別	男　性	女　性
年　齢	推奨量	推奨量
0～5（月）	－	－
6～11（月）	**5.0**	**4.5**
1～2（歳）	4.5	4.5
3～5（歳）	5.5	5.5

（厚生労働省：日本人の食事摂取基準（2020年版）を基に作成）

表3　鉄1mgの目安

豚レバー	1切れ	8g
鶏レバー	1/4羽分	11g
牛モモ肉（赤身）	薄切り2枚	35g
あさりむきみ	6～7個分	30g
鶏　卵	M～L玉1個	55g
豆腐（木綿）	1/2丁	120g
オートミール	1/4カップ	25g
ほうれんそう	1/5束	50g
小松菜（ゆで）	1.5株	50g

（食物アレルギーの栄養食事指導の手引き2017．参考資料より）

表4　ビタミンD 1μgの目安

焼き鮭（べにざけ）	1口	2.5g
しらす干し	小さじ1	2g
ツナ缶（水煮）	1/2缶	50g
卵　黄	1個	17g
乾燥きくらげ	1片	1g
干しいたけ	2本	8g

（食物アレルギーの栄養食事指導の手引き2017．参考資料より）

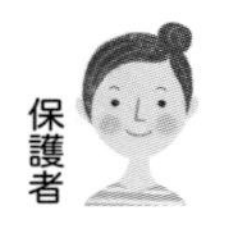

保護者

わかりました．私は牛乳やチーズ，パンが好きなのですが，除去しなくていいんですよね？

はい．お母さまの食物除去は指示されていませんので，お母さまは好きなものを食べて問題ありません．

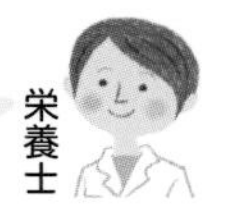

栄養士

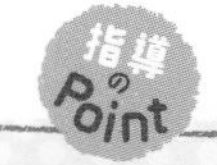

- 食物アレルギー発症予防のための妊娠中や授乳中の母親の食物除去は推奨されていない[1]．

本例での栄養食事指導のPoint

- 牛乳，小麦を除去する必要があるが，その他の食品を利用して離乳食を通常どおり（5，6ヵ月頃から）開始することを伝える．
- 医師から母親の食物除去は指示されていないため，授乳中であっても母親の除去は必要ないことを伝える．
- 牛乳アレルギーなので，カルシウムを補給するためにも医師から指示されたアレルギー用ミルク（ミルフィー®）の料理などへの取り入れ方を説明する．
- 母乳栄養児の場合は鉄欠乏の恐れがあるため，離乳食で鉄が豊富な食品を積極的に使用するように伝える．
- カルシウム吸収を促進するビタミンDが豊富な食品を伝える．

参考文献

1） 食物アレルギーの栄養食事指導の手引き 2017．
2） 授乳・離乳の支援ガイド（2019年改定版）．
3） 補完食「母乳で育っている子どもの家庭の食事」．日本ラクテーション・コンサルタント協会，2006．
・厚生労働省：日本人の食事摂取基準（2020年版）．

食物経口負荷試験で食べられる量の指示がありました

患者情報
2 歳 0ヵ月，△△さん．
これまでの除去食物：鶏卵（加熱全卵 1/4 個まで摂取可能），牛乳（3mL まで摂取可能）．
今回の負荷試験結果：牛乳 25mL まで摂取した結果，無症状であった．
負荷試験の結果から，医師の指示する量まで自宅で摂取を進めることになったが，調理などに不安がある．また，子どもが食べてくれないのではないか心配である．

a 導 入 を行う（p.13 参照）．

b 栄養食事指導内容の確認

先生からは，△△さんが負荷試験で食べた量までをご自宅で摂取するように指示があったと思いますが，その具体的な方法を説明させてください．よろしくお願いします．

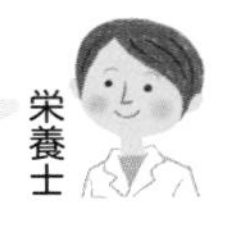

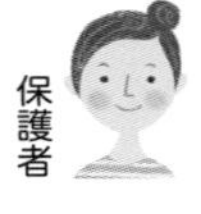

はい．よろしくお願いします．

c 現在の食物除去の状況の確認

まず現在の△△さんの除去の状況を確認させていただきます．鶏卵は，加熱全卵 1/4 個までご自宅で食べ進められましたか．

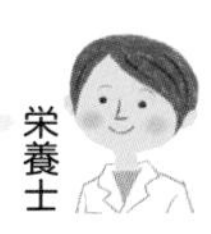

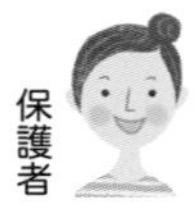

はい．ハンバーグとかパンケーキとか，美味しいと言って食べてくれています．

それはよかったですね．牛乳はこれまで 3mL まで摂取可能だったと思いますが，パンケーキに牛乳を入れたりして，使っていましたか．

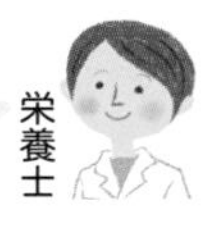

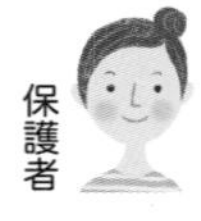

はい．そんな感じで牛乳を使っていました．バターも使っています．

そうですか．バターも使っていらっしゃるのですね．牛乳の味を特にいやがったりはされていないですか．

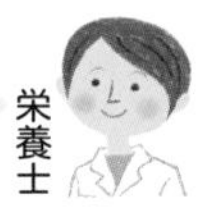

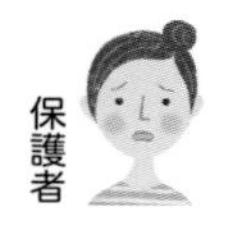

実は牛乳の味はあまり好きではないようです．

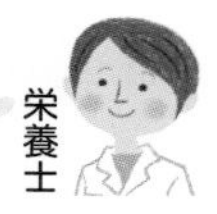

そうですか．牛乳の味や香りは独特なので，牛乳を除去していた子どもたちは“くさい”と訴えたりすることもよくあります．摂取する量が増えてくると味の工夫が必要かもしれませんね．
でも，牛乳の摂取可能な量が増えてきたことは本当に嬉しいですね．

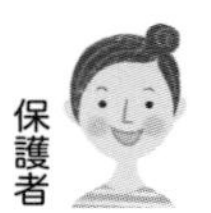

はい．今回の牛乳の負荷試験がうまくいくとは思っていなかったので嬉しいです．

d 自宅で試す食品および量について

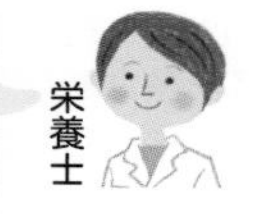

医師から今後ご自宅で試していけそうな食品のリストを手渡されていると思いますが，そちらを一緒に見てみましょう（表 1）．こちらには，牛乳 25mL に含まれる牛乳のタンパク質量をもとに換算して，それぞれの食品を“症状なく食べられる可能性が高い量”を示してあります[1, 2]．
例えば，ホイップクリームなら 50mL まで食べられる，ということです．ホイップクリームは，主成分が乳脂肪で，アレルゲンである牛乳のタンパク質を牛乳ほど多く含んでいません．したがって，牛乳 25mL を摂取できると，ホイップクリーム 50mL も摂取できる，という計算になります．ショートケーキ 1 切れに使用されているホイップクリームの量は，ケーキの大きさにもよりますがホイップクリーム 30mL 程度くらいですので，ケーキ 1 切れ分のホイップクリームを試すことができる，と考えます．ただしスポンジに含まれる牛乳の量も考慮しないといけませんので，既製品のケーキだと試しにくいと思います．ご自宅で作られたスポンジケーキであれば，全体に乳製品をどれくらい使用したかがわかると思いますので，摂取する総量でスポンジとホイップクリームの量をご判断ください．

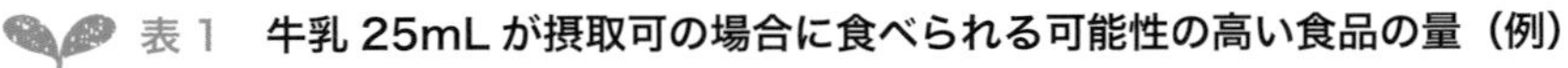

表1　牛乳 25mL が摂取可の場合に食べられる可能性の高い食品の量（例）

	食　品	量
乳製品	バター	130g　まで
	乳酸菌飲料	65mL　まで
	ホイップクリーム（乳脂肪）	50mL　まで
	ヨーグルト　（全脂無糖）	20g　まで
	スライスチーズ	3g　まで
	パルメザンチーズ	1.8g　まで
乳を含む加工食品	カレールウ	1人前（20g）まで
	シチュールウ	1人前（20g）まで
	キャラメル（1個5gのもの）	5個　まで
	ミルクチョコレート（1片4gのもの）	2片　まで
	食パン6枚切	1枚　まで
	脱脂粉乳	小さじ1杯　まで

＊乳製品の量の換算は「日本食品標準成分表 2015 年版」に基づく．
＊乳を含む加工食品の量は目安量であり，実際の食品に含まれるタンパク量やアレルゲン性は調理条件などによって異なる場合があるので，初めて試す場合には少な目の量から試す．
＊乳を含む加工食品は，牛乳以外のアレルゲンが含まれるものもあるので注意する．

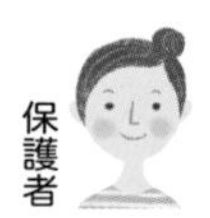

保護者

ヨーグルトやチーズはどうですか？

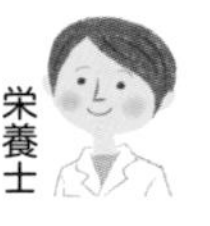

栄養士

全脂無糖タイプのヨーグルトも 20g までは試すことができます．ただし，ヨーグルトには種類があり，タンパク質がふつうのヨーグルトの2倍くらい入っているギリシャヨーグルトだと 10g 程度しか試すことができません．タンパク質の量で換算する，ということを覚えておいてください．
チーズはタンパク質のかたまりですから，牛乳 25mL の摂取ができるようになっても，食べられるチーズの量は少量です．スライスチーズ，パルメザンチーズに含まれるタンパク質の量はそれぞれ異なりますので，試していただける量も違います．チーズは，少し量が増えただけでも，タンパク質，つまりアレルゲンの量が大きく変わりますので，計量する際にご注意ください．

指導のPoint

●自宅で試す量は，食べ進める食物（除去食物）のタンパク質（アレルゲン）の量で換算して考える．

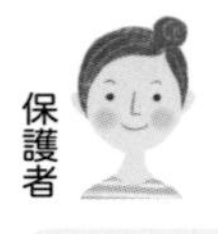
保護者

タンパク質の量で換算するのですね．

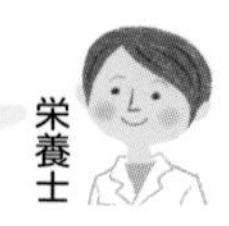
栄養士

そのほか，食パンも試していただくことができます．市販の食パン 6 枚切 1 枚に含まれる牛乳の量は多くても 15mL 前後ですので，どの銘柄の食パンでも 6 枚切り 1 枚程度は試すことができると考えられます．
タンパク質の換算，上限量などの考え方をご理解いただけましたでしょうか．

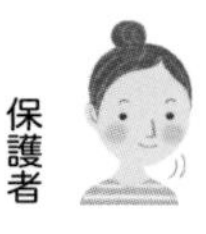
保護者

はい．いろいろ食べさせてみます．

e 除去していた食物をおいしく食べてもらうための工夫

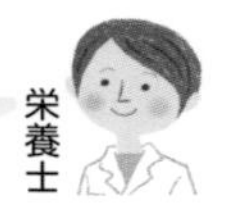
栄養士

初めのうちは，こちらの表に書いてある量よりも少ない量から始めて，味などが好みのものを見つけて，お子さんが“美味しい！”と思えるものを試すことができるとよいですね．
今回，先生から指示された量までをご自宅で試していくことは，次の負荷試験を受けるまでのステップとしてとても意味のあることではありますが，“美味しくない”と感じるものを無理やり試し続けてしまうと，お子さんにとって負担になってきてしまいますので，“美味しい”と感じているかということも大切にしていただければと思います．

指導のPoint

●子どもができるだけ“美味しい”と感じることができるように配慮する．

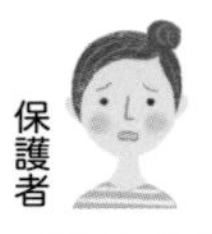
保護者

子どもがにおいが気になるようです．

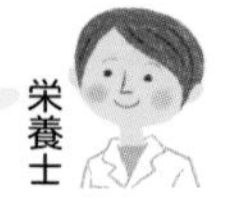
栄養士

先ほども申し上げましたが，牛乳の香りが苦手な子どもたちも多くいるのですが，牛乳をハンバーグなどの材料に使用したり，カレーのルウに使用したりすると，お肉や香辛料の香りで牛乳独特の香りが消されて，食べやすいと感じるお子さんも多くいらっしゃいます．

指導のPoint

●味や香りなどに抵抗があるときには，子どもの好きな料理に入れる，肉や香りの強い食品と調理する，などの工夫をする．

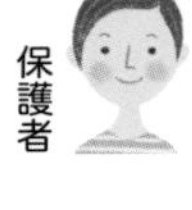
保護者

子どもの様子を見ながら試してみます．

f うまく進められなかった場合

今後，ご自宅で試されてみて，お子さんが食べてくれない，量が増やせない，など困ることがありましたら，次の外来で先生にご相談ください．栄養食事指導のご希望がございましたらまたお話しさせていただきますね．

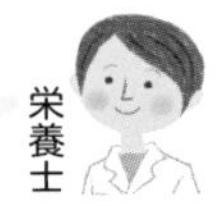

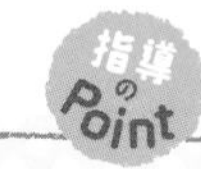

●食べ進めらないことは，そのお子さんだけの問題ではなく，多くの食物アレルギーをもつお子さんが体験することである．

【参考資料】

鶏卵，小麦，大豆を食べ進めていく際の食品例を表 2〜4 に示す[1, 2]．

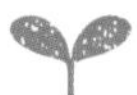

表 2　加熱全卵 1/8 個が摂取可の場合に食べられる可能性の高い食品の量（例）

鶏卵のタンパク質（アレルゲン）は加熱による変性が大きく，加熱時間，加熱温度，材料の鶏卵の量によって症状の出やすさが大きく異なるため，食べられる量を広げていく際には十分注意する．
既製品を購入して試す場合にも，その食品がどのような調理法で調理されたかを確認する．

鶏卵を含む食品	量
ロールパン	2 個　まで
ラーメン（麺のみ）	1 玉　まで
ウインナー	2 本　まで
ベーコン	2 枚　まで
ハム	2 枚　まで
竹輪	2 本　まで
かまぼこ	5 切れ　まで
はんぺん	1/4 枚　まで
クッキー	2 枚　まで
ドーナツ	1/2 個　まで
ハンバーグ	1/2 個　まで
コロッケ	1 個　まで
うずら卵	1/2 個　まで

*一般的な加工食品に含まれる鶏卵の量から換算．
*鶏卵を含む加工食品の量は目安量であり，実際の食品に含まれるタンパク量やアレルゲン性は調理条件などによって異なる場合があるので，初めて試す場合には少な目の量から試す．
*鶏卵を含む加工食品は，鶏卵以外のアレルゲンが含まれるものもあるので注意する．

表 3　ゆでうどん 50g が摂取可の場合に食べられる可能性の高い食品の量（例）

小麦製品	量
薄力粉	16g　まで
強力粉	11g　まで
うどん（乾麺）	14g　まで
そうめん（乾麺）	12g　まで
スパゲティ，マカロニ（ゆで）	25g　まで
スパゲティ，マカロニ（乾）	10g　まで
食パン	14g （6 枚切の場合約 1/4 枚）　まで
餃子の皮	2 枚　まで
焼き麸	4.5g　まで
パン粉（乾燥）	大さじ 2　まで

*小麦製品の量の換算は「日本食品標準成分表 2015 年版」に基づく．
*小麦を含む加工食品の量は目安量であり，実際の食品に含まれるタンパク量やアレルゲン性は調理条件などによって異なる場合があるので，初めて試す場合には少な目の量から試す．
*小麦を含む加工食品は，小麦以外のアレルゲンが含まれるものもあるので注意する．

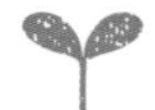

表4　絹ごし豆腐50gが摂取可の場合に食べられる可能性の高い食品（例）

大豆製品	量
調整豆乳	75gまで
無調整豆乳	66gまで
木綿豆腐	36gまで
枝豆（ゆで）	20gまで
糸引き納豆	14gまで
油揚げ（生）	10gまで
きな粉（脱皮大豆，黄大豆）	6gまで

（日本食品標準成分表2015年版（七訂）を基に作成）

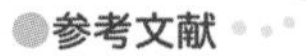

参考文献

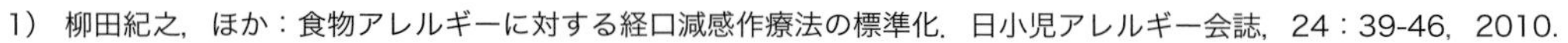

1）柳田紀之，ほか：食物アレルギーに対する経口減感作療法の標準化．日小児アレルギー会誌，24：39-46，2010.
2）柳田紀之，ほか：食物経口負荷試験の理論と実践．日小児アレルギー会誌，28：320-328，2014.

4 加工食品と外食のアレルギー表示についておしえてください

患者情報

1歳6か月，△△さん．兄弟はなし．牛乳アレルギー．
離乳食開始前に，粉ミルクで顔面発赤し受診．以後アレルギー用ミルクを摂取．今回の負荷試験で牛乳 3mL 摂取可能となった．家庭は核家族で，母は患児が保育所入所後に仕事復帰予定．
離乳後も家族と別作りの食事を摂取．母は症状誘発の不安もあり，患児の食事で加工食品の使用経験がない．集団給食への対応を考慮し，乳成分を含まない加工食品を日常の食事に取り入れてみることを医師から勧められた．

a 導　入 を行う（p.13 参照）．

b 現状確認

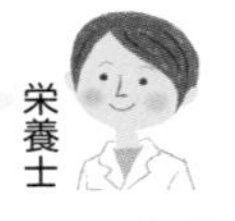

栄養士：お子さんの症状がわかったのは，離乳食を始める前だとお聞きしました．大変でしたね．

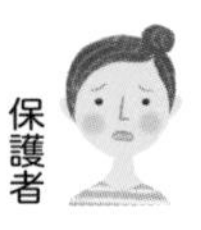

保護者：はい．粉ミルクを飲ませたら顔が赤くなって泣き出したのでびっくりしました．急いで病院を受診して，牛乳アレルギーと診断されました．その後，離乳食をあげるのが怖くて，なかなか進みませんでした．

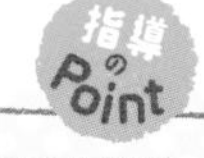

指導のPoint

- **症状誘発時の状況や誘発症状の重症度，食事に対する保護者のとらえ方や心の動き，調理行動について把握しておく．**

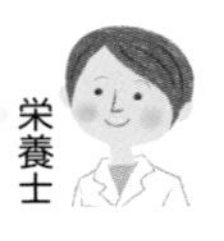

栄養士：そうでしたか．なかなか進まない中でも，離乳食も乗り越えられたようですね．

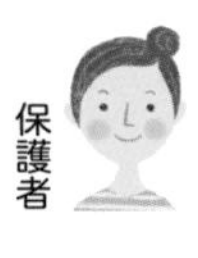

保護者：はい，何とか．おかゆににんじんなどの素材そのものを使ってみて大丈夫か確認しながら進めてきて，これまでこの子の食事はずっと手作りでした．

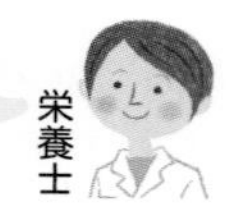
栄養士：そうですか．材料を確認されながら作られていたのですね．離乳食で症状はありましたか？

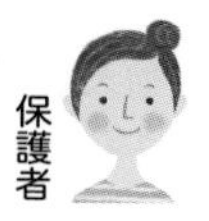
保護者：いいえ．お風呂あがりに少し体が赤くなったりすることはありましたが，食べて症状が出ることはありませんでした．

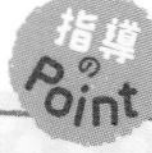

●保護者の不安が強く，食事摂取が進んでいないようであれば，患児の体格評価をあわせて，詳細な栄養アセスメントを検討する．

c 加工食品のアレルギー表示の理解

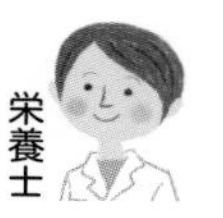
栄養士：そうですか．これまで△△さんが食べてこられたものについて，不安なものはありますか？

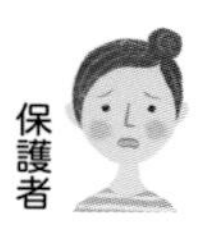
保護者：今まで食べたものについてはないです．ただ，保育所で子どもが食べたことのない加工食品が出されたらどうしようと心配です．

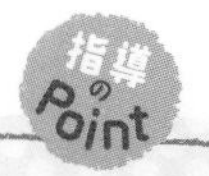

●主となる食事管理者が，加工食品の導入について，どのように考えているかを確認する（行動変容ステージモデル）．

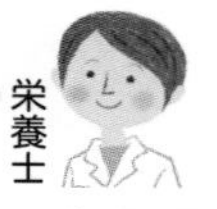
栄養士：加工食品，例えば給食の材料になるハムやちくわ，おせんべいなどは食べたことがありますか？

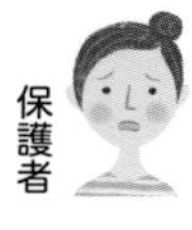
保護者：いいえ．これまで与えてはいけないと思っていました．

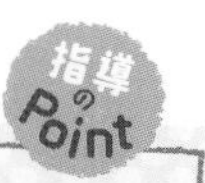

●抵抗が強い場合もあるので，家庭に過度の負担とならないように段階的に進める．

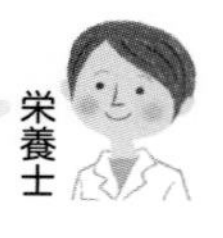
栄養士：牛乳アレルギーがあっても，乳成分を使っていない加工食品は食べることができます．△△さんが入所までに食べる練習をしておくと，お母様も給食を安心してお願いできますし，保育所の方も給食対応がやりやすくなりますね．

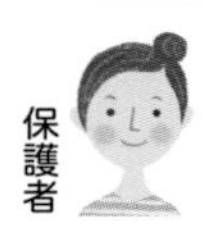
保護者：今まで既製品を食べることを考えたことがありませんでした．牛乳の入った加工品って結構ありますよね？

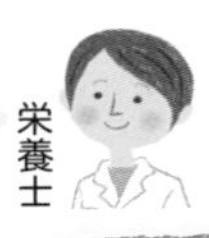

栄養士

容器包装された加工食品は，乳成分が入っていれば，必ずパッケージの原材料表示の欄に記載されるように法律で定められているので，選んで買うことができますよ．

●原材料表示，代替表記や拡大表記の見かたを理解し見落としを防ぐようにする．

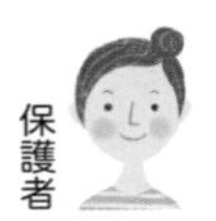

保護者

材料に「乳」って書いていなければ大丈夫ですか？

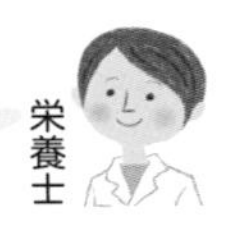

栄養士

必ずしも「乳」と表示されるわけではありません．「バター」，「チーズ」，「アイスクリーム」，「ミルク」と表記されることもあり，見落としがちです．これらは乳製品ですが，「乳」の文字がないので注意が必要ですね（表4）．

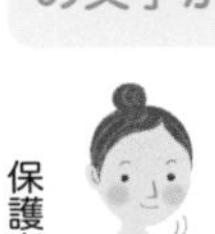

保護者

そうですね．じっくり見なくてはいけませんね．そういえば，マーガリンはどうですか？

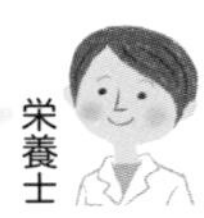

栄養士

乳成分を含むマーガリンの場合は，原材料名の直後，あるいは原材料名の最後に「乳成分を含む」と括弧書きをすることが定められています．また，食品添加物に含まれていても必ず「乳由来」と表記されますよ．

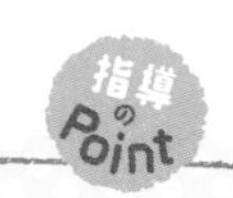

●特定原材料の「含む」表示，表示の範囲の理解を促す．

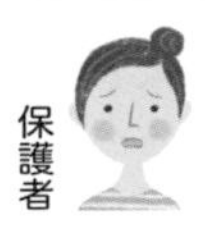

保護者

そうなのですね．パッケージに書かれた「含む」という文字は見たことがあります．それから添加物の中にも「乳」が入っていることがあるのですね？

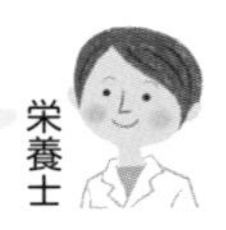

栄養士

はい．製品の中に，微量でも牛乳が含まれていれば，表示をする義務があります．原材料に牛乳や乳製品の表示がなく，「乳成分を含む」と書かれていないものは使えるので，選択の幅が広がりますよ．また，「乳」という文字があっても除去不要のものがあります（表1）．まずは，ハムやかまぼこなどを使ってみますか？

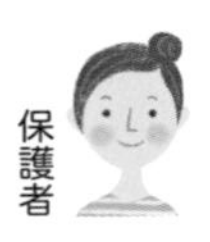

保護者

そうですね．でもハムやかまぼこにはもともと乳は入っていないのではないですか？

栄養士
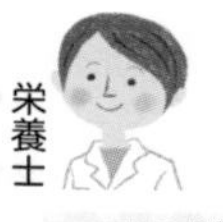

ハムなどの食肉製品は，乳成分を含むものと，含まないものがあるので表示の確認が必要です．最近のアレルギー表示は誤認を防ぐために，アレルギー物質を別記したり，太字表記しているものもあります．

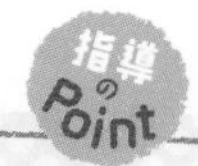

●**加工食品利用のメリットとともに，購入の際の表示確認を必須とする．**

保護者
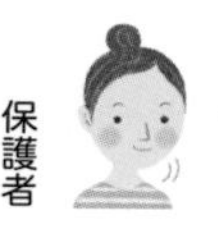

スーパーで見てみます．いずれ保育園の給食のことを考えると，いろいろなものを食べておいたほうがよいですよね．

栄養士
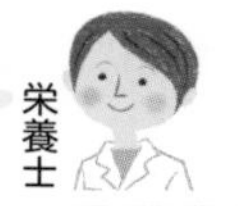

おっしゃるとおりです．最初は確認に少し時間がかかると思いますが慣れてきますよ．
ひとつ気をつけていただきたいのが，商品は予告なく材料変更されることがあります．購入の都度，確認をしていただけるとよいかと思います．

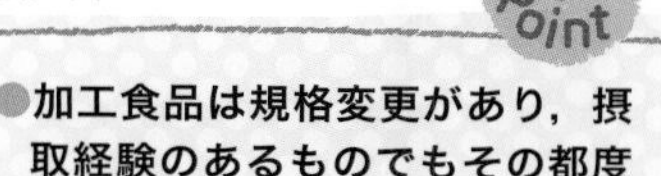

●**加工食品は規格変更があり，摂取経験のあるものでもその都度確認を促す．**

表 1　除去不要の原材料・食品添加物

特定原材料	除去が不要な原材料・食品添加物
鶏卵	卵殻カルシウム
牛乳	乳酸菌，乳酸カルシウム，乳酸ナトリウム，乳化剤（一部除く），カカオバター，ココナッツミルク　など
小麦	麦芽糖，麦芽（一部を除く）

（食物アレルギーの栄養食事指導の手引き 2017．p.29 より）

d 外食の際の注意点

保護者
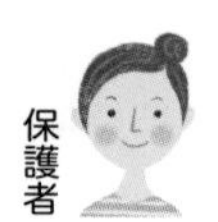

加工食品で食べられるものがあるんだったら，ファミレスも行けますか？

栄養士
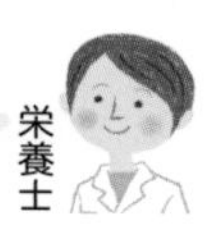

ファミリーレストランは，家族みんなで楽しめるので行きたいところですね．先生からはどのように言われましたか？

保護者
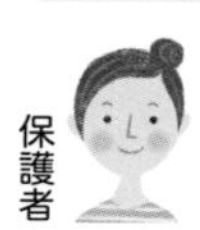

「牛乳 3mL まで摂取して問題がないので，極微量のコンタミネーション程度なら症状は出ないので，栄養士さんに注意点を聞いて，行ってみてもよいのでは」と言われました．
コンタミネーションってどういう意味ですか？

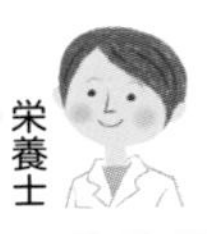

栄養士

コンタミネーションとは，原因食物が食事に意図せず微量に混ざってしまうことをいいます．レストランのほか，テイクアウトの弁当屋さん，スーパーのそうざいコーナーなど，多種の商品を同時に調理する際に起こります．調理器具や揚げ油，ゆで汁，食器などを介することが多いようです．

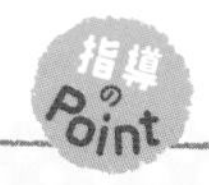

●コンタミネーションの理解を促す．調理・加工過程，提供までの混入に注意する．

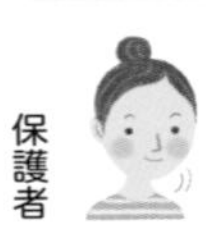

保護者

確かに，お店の人は細かいところまで気を使えないですよね．

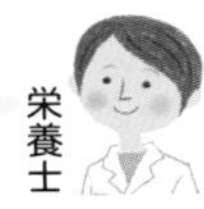

栄養士

コンタミネーションを完全に防ぐことは難しいです．食品企業では，製造工場で器具を十分に洗浄するなどして混入を防ぐ努力をしても原因食物が極微量残ってしまう可能性がある場合に，食品表示の欄外に「本品の製造工場では，牛乳を含む製品を生産しています」などの注意喚起がなされています(p.80 食品表示のポイント④参照)．ごく微量で重い症状が出る方は，先生から注意喚起の表示があるものも除去するようにご指導があると思いますが，△△さんは問題ないようですね．

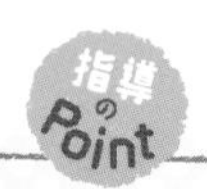

●加工食品の注意喚起表示の理解を促す．医師の指示に基づき，患者の症状に応じた指導とする．

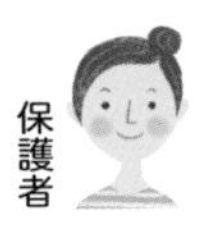

保護者

そうなのですね．少し心配はありますが，加工食品やレストランで食べられるものが少しでもあると，子どもも親もうれしいです．

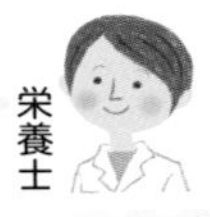

栄養士

そうですね．最近は，食物アレルギーに対して，できる限り注意を払って料理を提供してくれる外食店も出てきました．しかし，お店に事前確認が必要です．例えば，メニューに“牛乳不使用”と書かれていても乳製品が使われているなど，お店によって対応の状況がさまざまであるからです．

●外食店のアレルギー対応は，利用時の確認が必要．医師の指示に基づき，患者の症状に応じた指導内容とする．

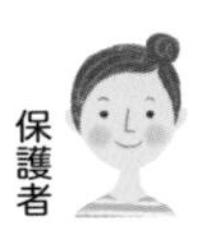

保護者

ドライブで立ち寄るサービスエリアなども同じですか？

そうですね．細かい配慮を期待するのは難しいですね．現時点では食べ物は容器包装された食品表示が明らかなものを選びましょう．
また，患者さん用のお弁当を持ち込みができるところもありますので，お店に確認をしましょう．

栄養士 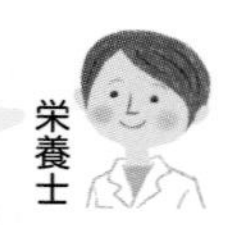

保護者 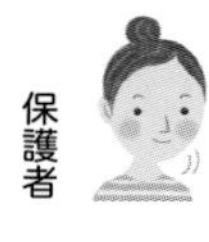

持ち込みOKもうれしい対応ですね．いずれにしても，お店にあらかじめ聞いておくとよさそうですね．

はい．また，食べこぼしなどの接触を防ぐために，テーブルや椅子を拭くための台拭きやウエットティッシュを用意しておくと安心ですね．

栄養士 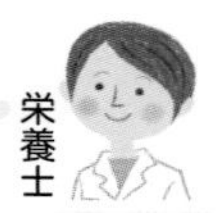

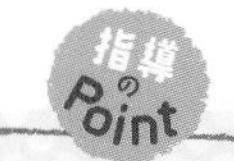

●食事をする周囲環境からのコンタミネーションの留意を促す．

保護者 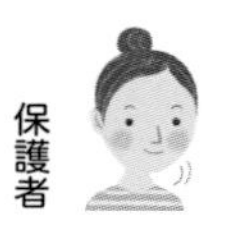

なるほど．テーブルに牛乳がこぼれたままということもありそうですね．

症状が出てしまったときは，無理をせずにお店の人に助けを求めて，余裕のあるうちに病院へ行く準備も考えておきましょう．

栄養士 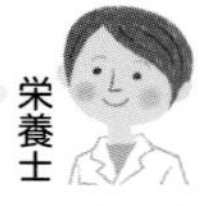

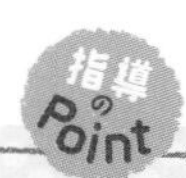

●外出先で症状誘発時の対応方法を医師に確認しておき，家族の共通認識を得る．

保護者 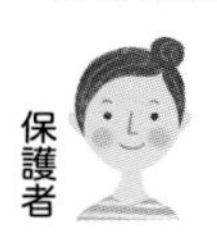

とても大変ですね．でも，自分たちで守ることも考えないといけませんね．お父さんにも話してみます．

おっしゃるとおりです．家族全体でリスクをわかったうえで，楽しく過ごしたいですね．では，いくつかアレルギー対応をしてくれるお店と，事前確認の方法をご紹介しましょう．

栄養士 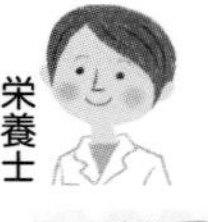

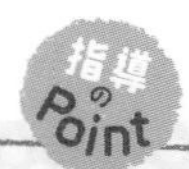

●アレルギー対応をしている近隣の店などを紹介する．

食品表示のポイント

1 アレルギー表示の対象は,「特定原材料」7品目を原材料として含む, あるいは特定原材料に由来する添加物である. さらに, 特定原材料に準ずるもの21品目が定められており, これらは推奨表示であるため表示されないことがある（表2, 4). 特定原材料には, 代替表記, 拡大表記があり, 特定原材料名には異なる表記が認められている.

2 対面販売（持ち帰り弁当や惣菜店など）や外食店などには表示義務はない. 表示されていても法に準じたものではないため, 必ず店頭で確認を行う. 調理作業環境からの混入は避けられないことに留意する.

3 特定原材料等を原材料に含む場合は, 原則として原材料名の直後に括弧をつけて「○○（特定原材料等）を含む」旨の表示となる. その他, 最後にまとめて表示される一括表示や繰り返しの表示を避けた省略表示があることを理解する（表3).

4 食品製造をする際に, 製造工程上で, 特定原材料等が意図せずに最終製品に混入する可能性がある場合には, 原材料欄外での注意喚起の表示が推奨されている（義務表示ではない).

5 原材料に特定原材料等不使用の加工食品は, スーパーやインターネットサイトで手に入れることが可能である. ごく微量で重篤な（重い）症状を誘発する患者は注意喚起表示にも注意する. 乳製品は大豆製品, 小麦加工品は米粉で代替した製品がある. 米粉は上新粉よりも微細な製品が開発され, さまざまな加工品が市販されている（表5).

6 大手外食チェーン店やテーマパーク内レストラン, 旅行ツアーなどで, 食物アレルギーの対応がなされてきている. 対応内容は対象で異なるため, 患者の症状に応じた利用を促す.

表2 アレルギー表示対象品目

特定原材料	えび, かに, 小麦, そば, 卵, 乳, 落花生
特定原材料に準ずるもの	アーモンド, あわび, いか, いくら, オレンジ, カシューナッツ, キウイフルーツ, 牛肉, くるみ, ごま, さけ, さば, 大豆, 鶏肉, バナナ, 豚肉, まつたけ, もも, やまいも, りんご, ゼラチン

表3 アレルギー表示例

名称：パン
原材料名：小麦粉, 砂糖, マーガリン（乳成分・大豆を含む), 脱脂粉乳, イースト, 食塩／乳化剤（レシチン：大豆由来)

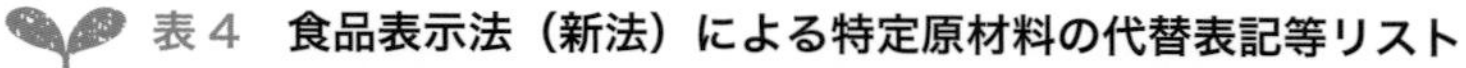

表4　食品表示法（新法）による特定原材料の代替表記等リスト

	代替表記	拡大表記（表記例）
	表記方法や言葉が違うが，特定原材料と同一と理解できる表記	特定原材料名または代替表記を含み，これらを用いた食品であると理解できる表記例
えび	海老，エビ	えび天ぷら，サクラエビ
かに	蟹，カニ	上海がに，マツバガニ，カニシューマイ
小麦	こむぎ，コムギ	小麦粉，こむぎ胚芽
そば	ソバ	そばがき，そば粉
卵	玉子，たまご，タマゴ，エッグ 鶏卵，あひる卵，うずら卵	厚焼玉子，ハムエッグ
乳	ミルク，バター，バターオイル，チーズ，アイスクリーム	アイスミルク，生乳，ガーリックバター，牛乳，プロセスチーズ，濃縮乳，乳糖，加糖れん乳，乳タンパク，調製粉乳
落花生	ピーナッツ	ピーナツバター，ピーナッツクリーム

（消費者庁「食品表示基準」別添アレルゲンを含む食品に関する表示　別表３より抜粋）

表5　特定原材料不使用の加工食品例

（2020年6月現在）

種　類	製造元	製品名
豆乳加工品	マルサンアイ株式会社	豆乳グルト
	スジャータ めいらく株式会社	乳製品を使っていない豆乳入りホイップ
米粉加工品	株式会社波里	お米の粉 お料理自慢の薄力粉
	共立食品株式会社	米粉のホットケーキミックス
	日本ハム株式会社	みんなの食卓® 米粉パン
調味料	キユーピー株式会社	キユーピーエッグケア
	イカリソース株式会社	イカリウスターソース
	味の素株式会社	丸鶏がらスープ
調理済食品	株式会社永谷園	エー・ラベル　あたためなくてもおいしいカレー
	タカキヘルスケアフーズ	すこやかシリーズ　ケーキなど
	アサヒグループ食品株式会社	栄養マルシェ（ベビーフード）　ポテトとツナのグラタンなど

本例での栄養食事指導のPoint

- 加工食品には目に見えないかたちで原因食物が含まれるため，誤食のリスクが高くなる．
- 食品表示は複雑であり，保護者の購入経験や意欲に応じた継続的なアドバイスが望ましい．
- 加工食品を適切に導入することで，患児の必要最小限の除去や食生活の拡がり，除去解除に向けたステップとなるとともに，母親の調理負担の軽減に繋がることが多い．

家庭での誤食事故が心配です

患者情報

2歳，△△さん．牛乳アレルギー（牛乳の完全除去中）．
4歳の兄は食物アレルギーなし．母親はフルタイムの仕事を持ち，外出中は祖母宅で過ごしている．祖母宅にて誤食で嘔吐・蕁麻疹などの症状を経験し，複数回病院を受診．誤食防止の留意点が明確でない．

a 導　入 を行う（p.13 参照）．

b 誤食の確認

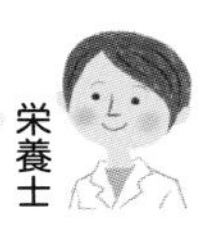

△△さんは，牛乳アレルギーというお話がありました．間違いありませんか？

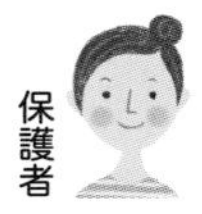

はい．そうです．

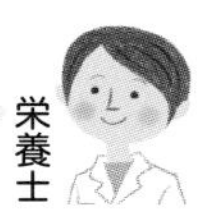

△△さんは，これまでおうちで何度か症状が出たことがあると□□先生からお聞きしました．心配ですね．

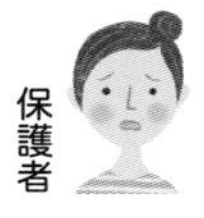

そうなんです．仕事中も安心できないんです．

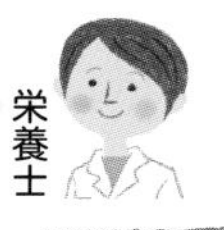

最近起こったのは，いつ，どのようなときですか？

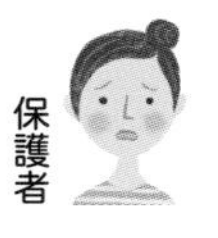

仕事のときは，△△のおばあちゃんのところに預けているのですが，おやつのビスケットを食べたときに顔に蕁麻疹が出たと私に電話がかかってきました．

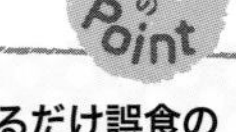

●**開かれた質問で，できるだけ誤食の状況が詳細に把握できるようにする．**

①日時と場所，②摂取の状況（量），③症状と経過，④対応，医師の診断，⑤症状の再現性など

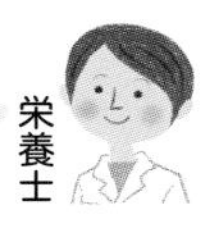

他にも，お電話がかかってきたことがありますか？

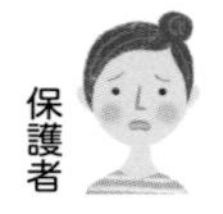

保護者：ありります．そのときは 4 歳の兄が牛乳を飲んだ後のコップに口をつけてしまって，その後吐いて，蕁麻疹が出ました．知らないうちに牛乳を少し飲んだようです．

c 祖母宅における患者の食事管理

栄養士：おばあ様は，△△さんに牛乳アレルギーがあることをご理解されていますか？

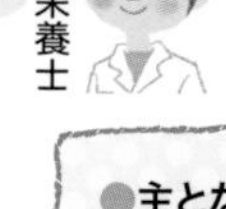

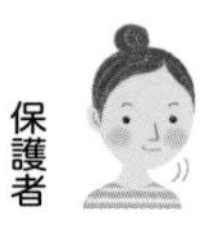

保護者：はい．多分わかっていると思います．私はおばあちゃんに牛乳はおやつや夕ご飯に使わないでと伝えてあります．
夕ご飯では今のところ食べて症状が出ることはなく大丈夫みたいです．

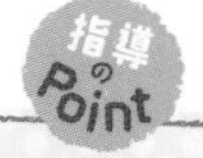

●主となる食事管理者（母親）以外の家族が，原因食物を除いた食事に対する理解ができているかを確認する．

- 牛乳を含む加工品は認識できているか．
- 食品表示を確認して加工食品を購入しているか．
- 原因食物を患児の手の届くところに放置していないか．

栄養士：お母様は，おばあ様に牛乳そのものを食事に使わないようにお話をされていて，食事作りは継続できているのですね．ビスケットは，牛乳入りであることをご存知でしたか？

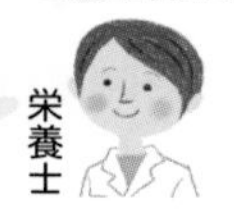

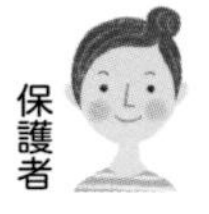

保護者：おばあちゃんは気がつかなかったと言っていました．

栄養士：原材料はわかりにくいですよね．お母様は，△△さんのおやつはどうやって選んでおられますか？

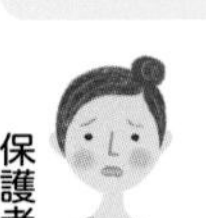

保護者：既製品のおやつは，食品表示を見て買っています．おばあちゃんは見ていないのかもしれません．

栄養士：安心してお菓子を食べてもらうにはどうしましょうか．
いつもは誰がお菓子を選びますか？

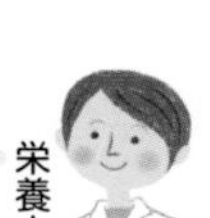

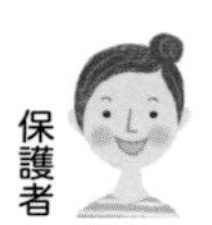

保護者：大概はおばあちゃんです．
そうか，私が子どもに持たせてもいいですね．
日曜日におばあちゃんと一緒に買い物に行こうかな．

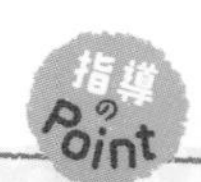

●食事管理の主体は母親であることが多いので，母親の負担が大きくなりすぎないように，家庭管理が可能な方法について自己決定を促す．母親を中心に，家族全体で認識を持てるような場を設定する．

よいアイディアですね．おばあ様も，食品表示の見方や選び方がわかりそうですね．
注意点がひとつあります．既製品のお菓子はパッケージが同じでも，原材料が予告なく変更されることがあります．

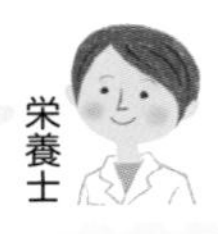
栄養士

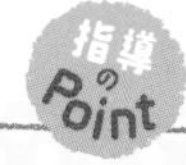

●容器包装された加工食品は，購入するたびに必ず確認する．

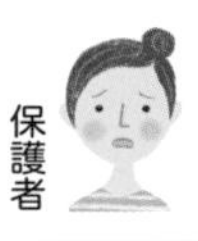
保護者

え？そうなんですか？知らなかった！

いつものお菓子であっても，購入時に必ず再確認が必要です．おばあ様にもお伝えくださいね．

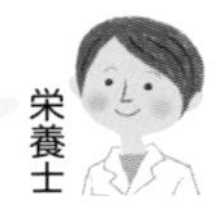
栄養士

d 調理器具や食器

さきほど，お兄ちゃんが牛乳を飲んだ後のコップに口をつけてしまったとおっしゃっていましたね．

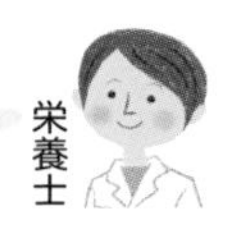
栄養士

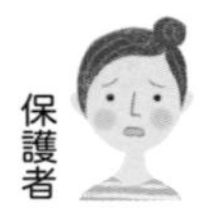
保護者

はい．しっかり片付けてくれるといいのですが．

片付けができていなかった時だったのですね．

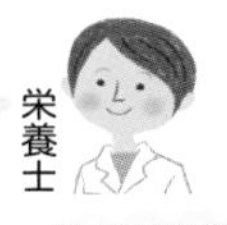
栄養士

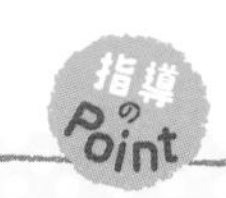

●誤食状況をふり返り，保護者自身の原因の気づきを促す．

保護者

そうらしいです．以前も，牛乳をストローで吸って顔が腫れ上がって病院で点滴を受けました．

そうですか．おばあ様もあれこれと気を配らなくてはならないので，工夫が必要ですね．ストローも，お兄ちゃんが牛乳を飲んだ後のことですか？

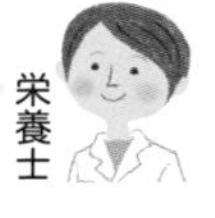
栄養士

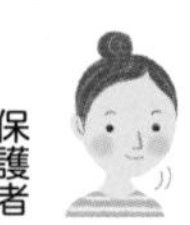
保護者

そうですね．牛乳を出すときは注意しなくちゃ．

ご家族が牛乳を飲んだ後，コップは必ず流しに片付けてもらうことはできますか？

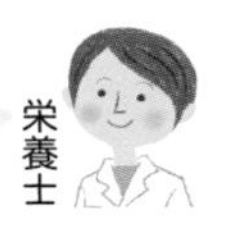
栄養士

●家族全体でできるスモールステップから導入する．原因食物の接触，混入をさせないように食物，食具などの扱いを考える．

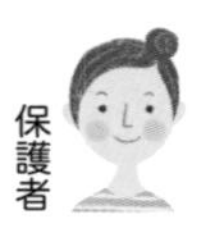
保護者

それはできそうです．

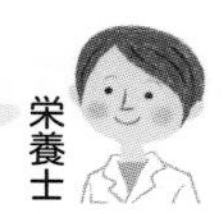

栄養士：おじい様やお父様にも，牛乳だけは△△さんの手の届かないところに置いてもらうようにお願いできますか？

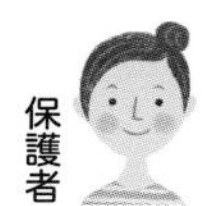

保護者：はい．症状が出て病院に連れて行く手間よりずっと楽です．

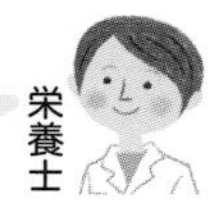

栄養士：それと，△△さんの食器は，△△さんに好きなものを選んでもらって，専用のものにしてみませんか？おばあ様も区別がずいぶん楽になりますよ．

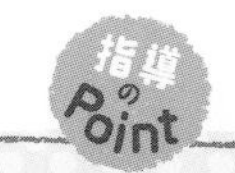

●患児本人の食器・食具を区別する．本人ときょうだいに，原因食物を避けるための自覚と周囲への理解を促す．

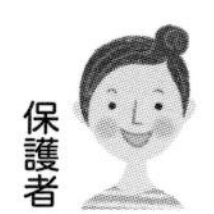

保護者：そうですね！お友達とか親戚が集まったときもわかりやすいし．

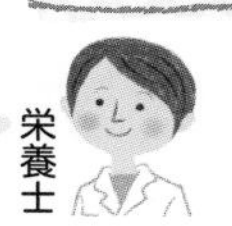

栄養士：今日のおさらいをメモにしましたのでお渡しします．ご家族でお話し合いくださいね．

e 誤食を防ぐポイント

1. 患児の原因食物とその扱い方については，本人だけでなくきょうだいや祖父母など，患児と関わる家族全体が理解し，継続して見守る．行事などでは家族の目が届きにくいため注意する．
2. 調理器具は十分な洗浄を行えば基本的に問題ないが，ごく微量で症状が誘発されるなど，重症で医師から完全除去を指示された場合は，患児の食器・食具を区別する．
3. 店頭販売の多くは製造過程で原因食物が混入する．原材料について店員に確認する．
4. 症状出現時の対応（原因食物を口にした，または触れたときの対処，薬の使い方，かかりつけ医への連絡，相談方法など）は，あらかじめ医師に確認しておき，家族で話し合っておく．
5. 日常から，食べられないもの（除去するもの）とその扱いについて患児に話しておくとともに，保護者の管理を離れる学童期以降の患児は，自己管理ができるように促す．

本例での栄養食事指導のPoint

- 母親は食物除去に対する理解はできているが，患児の生活管理を考えると，患児自身ときょうだい，祖父母など，生活を共にする家族全体の理解が必要である．
- 家庭内で継続できる原因食物の管理方法を家族が見いだしていく支援を行う．

保育所給食でのアレルギー対応が心配です

患者情報

2歳7ヵ月，△△さん．保育所入所の予定．
除去食物：鶏卵，牛乳，小麦．
鶏卵除去：負荷試験の結果から加熱全卵1/8個まで摂取可と指示され，自宅ではその量まで鶏卵を食べている．
牛乳除去：負荷試験の結果から牛乳25mLまで摂取可と指示され，自宅ではその量まで牛乳を摂取している．
小麦除去：負荷試験の結果からうどん15gまで摂取可と指示され，自宅でその量までうどんを食べている．
保育所に入所するにあたって，給食などのアレルギー対応が心配であり，何をすればよいかわからない．

a 導　入 を行う（p.13参照）．

b 栄養食事指導内容の確認

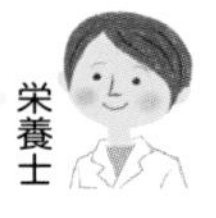

先生からは，△△さんが今後保育所への入所を検討されていて，給食対応などについて心配されているので相談にのってあげてほしい，というお話がありましたが間違いないでしょうか．

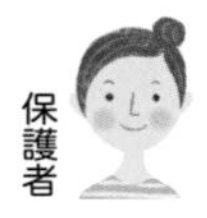

はい．保育所での給食対応などについて相談にのっていただきたいです．

c 現在の食物除去の状況の確認

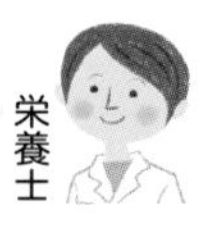

現在の△△さんの除去の状況をまず確認させてください．
鶏卵は，加熱全卵1/8個まで食べ進めていて，ご自宅ではハンバーグなどを食べている，牛乳は25mLまでお料理に使用され，ヨーグルトを20g程度は食べている．小麦はうどん15gまでご自宅で食べている，という状況ですね．

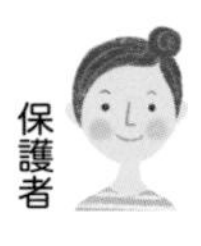

はい．そうです．

d 生活管理指導表について

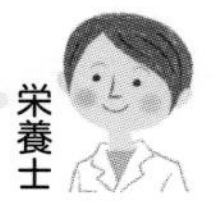

先生からもお話があったと思いますが，保育所で給食のアレルギー対応をしてもらう場合には，「生活管理指導表」を医師に書いてもらい，保育所に提出する必要があります．保育所からも生活管理指導表を提出するように依頼があると思います．
一般的には生活管理指導表を保育所に提出して，保育所の園長先生，保育士や栄養士の先生などと面談をして具体的に保育所でのアレルギー対応について決定することになると思います．まずは，入所される予定の保育所にお電話をするなどして，お子さんのアレルギー対応に関して，どのように進めたらよいかを聞いてみてください．

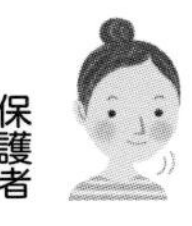

わかりました．

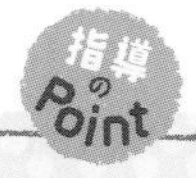

- 保育所には「保育所におけるアレルギー疾患生活管理指導表」，学校には「学校生活管理指導表（アレルギー疾患用）」を提出する．
- 生活管理指導表は医師に記入してもらう（p.90 参照）．

e 集団給食でのアレルギー対応の考え方

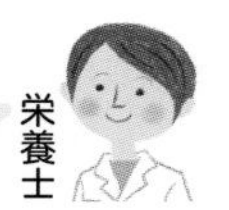

まずはじめに知っておいていただきたいのですが，保育所や学校での集団給食でのアレルギー対応は，ご自宅での対応とは異なります．今，△△さんは鶏卵，牛乳，小麦ともに，食べても症状が出ない量まではご自宅で食べ進めていらっしゃいますよね．ところが，保育所には複数の食物アレルギーのお子さんがいますので，そのお子さんそれぞれの食べられる量までを把握して提供すると，結果的に誤食事故につながることがあるので，好ましくないのです．したがって，自宅では少量まで食べ進めているお子さんでも，給食では完全除去対応をすることが原則となっています．

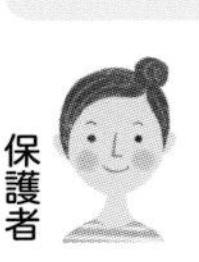

えっ，そうなんですか．知りませんでした．

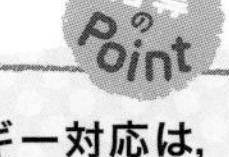

- 集団給食のアレルギー対応は，自宅で摂取可能な量まで食べている場合でも完全除去となる．
- 集団給食では，個々のアレルギー患者の摂取状況に合わせた対応をすることが困難であり，また安全面からも完全除去の対応を基本とすることが「保育所におけるアレルギー対応ガイドライン」，「学校給食における食物アレルギー対応指針」に書かれている．

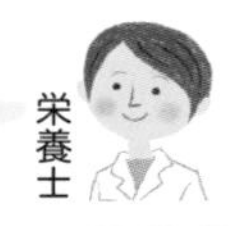

給食では，安全な管理をすることが大変重要です．アレルゲン量の換算を間違って，ふだん食べている量よりも多い量を食べて症状が出てしまうと心配ですよね．
今後も定期的に負荷試験を受けて，鶏卵，牛乳，小麦それぞれ，給食で提供される一食分の量が食べられるようになったら，他のお子さんと同じ献立を提供してもらえます．
それまでは，鶏卵，牛乳，小麦をまったく使用しないアレルギー用の献立を提供してもらうことになります．
ただし，鶏卵アレルギーの場合には卵殻カルシウム，牛乳アレルギーの場合には乳糖，小麦アレルギーの場合には醤油やお酢などの調味料は，集団給食でも提供されることが一般的です（表 1）．ご自宅でも醤油などこれらの食品は使われていますよね？

●表 1 に示されている調味料などは基本的に給食でも提供される．

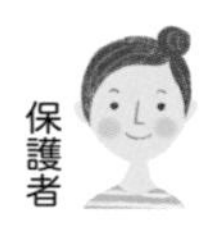

はい．使っています．

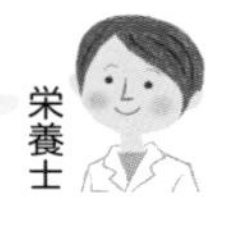

では，保育所の方には卵殻カルシウム，乳糖，醤油，酢，麦茶を除去しなくてもよいことを伝えてください．
また，集団給食では，微量のアレルゲンを摂取しただけでもアナフィラキシーを起こすような重症なお子さんの場合には，給食対応をすることに危険が伴いますので，お弁当持参を保育所側から依頼されるケースもあります．ただし，△△さんの場合には，ご自宅で少量の摂取を進めていますので，給食を提供してもらえる可能性は高いと思います．
保育所の調理場は狭いところも多く，完全にアレルゲンを除去する，ということが難しい環境でもあります．そのようなことを保護者の方にご理解いただいたうえで給食を提供する，という流れになっています．
具体的にどのようなアレルギー対応をしてもらえるかは保育所に確認してくださいね．

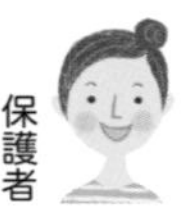

わかりました．給食を提供してもらえるとありがたいです．

表１　除去の必要がないことが多いもの

鶏卵アレルギー	卵殻カルシウム
牛乳アレルギー	乳糖（牛乳のタンパク質含有量が非常に少ない）
小麦アレルギー	醤油・酢・麦茶
大豆アレルギー	大豆油・醤油・味噌
ゴマアレルギー	ゴマ油
魚アレルギー	かつお出汁・いりこ出汁
肉類アレルギー	エキス

f 誤食事故などの対応について

給食では，アレルゲンを除去した献立を提供するなどのアレルギー対応をしてもらえることになったとしても，誤食事故が絶対に起きない，ということは約束できないと思います．間違って牛乳をたくさん飲んでしまって症状が出た，などのことが起きないとは限りませんので，万が一，誤食事故が起きたときには，どのような対応を保育所にお願いしておくのか，ということも医師に確認しておいてください．

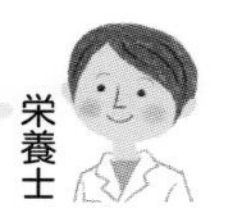

本例での栄養食事指導の Point

- 「生活管理指導表」を医師に記入してもらい，保育所に提出する．
- 自宅では部分的に摂取している場合でも集団給食では完全除去対応となる．
- 万が一，誤食事故が起きたときの対応方法を医師に確認し，保育所に伝えておく．

参考資料
●厚生労働省：保育所におけるアレルギー対応ガイドライン（2019 年改訂版）
https://www.mh1w.go.jp/content/000511242.pdf.
●文部科学省：学校給食における食物アレルギー対応指針
http://www.mext.go.jp/component/a_menu/education/detail/__icsFiles/afieldfile/2015/03/26/1355518_1.pdf

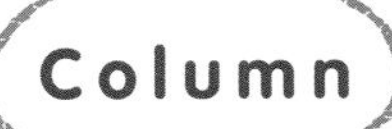

生活管理指導表の意義と読み方

学校における食物アレルギー対応の目標は，食物アレルギーを有する児童生徒にも給食を提供し，すべての児童生徒が給食を含めた学校生活を安全に，かつ楽しく過ごせるようにすることである．医師はその実現のために正しい診断に基づく情報提供を行う必要があり，2008 年に発刊された「学校のアレルギー疾患に対する取り組みガイドライン」から学校生活管理指導表（アレルギー疾患用）の提出が必須とされている[1]（2020 年改訂）．保育所においては，保育所ごとに食物アレルギーに対する対応方法が異なり，誤食事故が頻発していたため，2011 年に厚生労働省から「保育所におけるアレルギー対応ガイドライン」が発行され，「保育所におけるアレルギー疾患生活管理指導表」の様式が公表され，全国的に運用が開始された（2019 年改訂）．いずれの生活管理指導表も「食物アレルギーに対する配慮を必要とする場合」に医師が記載する[2]．本コラムでは生活管理指導表の意義とその読み方について解説する．

生活管理指導表の活用の流れを図 1 に示す．入園・入所，就学時健診，転校による転入時にアレルギー調査を行い，保護者から「食物アレルギーのために，配慮を希望する」という申し出があった場合に初回の提出となることが多い．小児期の食物アレルギーは耐性獲得することが多いため，毎年提出することが原則である．

● 学校生活管理指導表を記載する対象と目的

学校生活管理指導表を記載する対象と目的は図 2 の通りである．対象は食物アレルギーに対して特別な配慮が必要な児童で，使用する目的はすべての児童生徒が給食を含めた学校生活を安全に，かつ楽しく過ごせるようにするために正しい情報提供を行うことである．特別な配慮とは，① 給食提供に伴う場合，② 食物，食材を扱う授業活動がある場合，③ 宿泊を伴う活動がある場合などである．また，① 食物アレルギーがあっても配慮が不要な場合や，② 除去を解除した場合は記載は不要である．

図 1　学校・幼稚園，保育所における生活管理指導表の活用の流れ

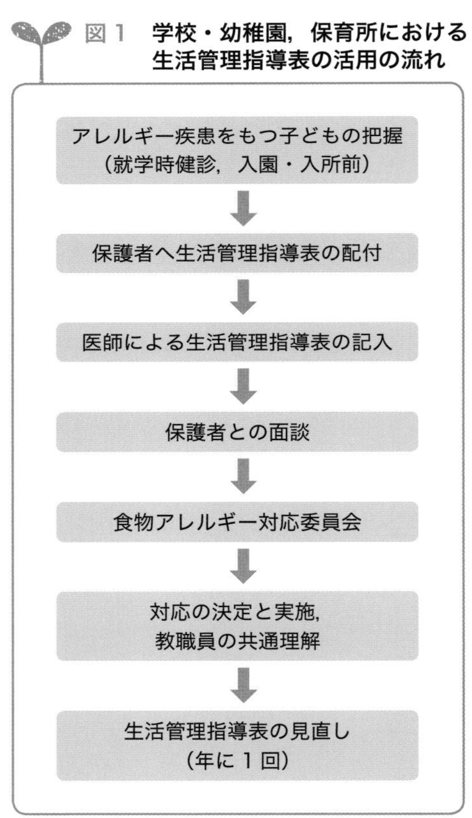

（食物アレルギー診療ガイドライン 2016《2018 年改訂版》. p.165，協和企画，2018 より転載）

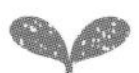
図２　学校生活管理指導表を記載する対象と目的

対　象：食物アレルギーに対して特別な配慮が必要な児童

目　的：すべての児童生徒が給食を含めた学校生活を安全に，かつ楽しく過ごせるようにするために正しい情報提供を行うため

特別な配慮が必要な場合
① 給食提供に伴う場合
② 食物，食材を扱う授業活動がある場合
③ 宿泊を伴う活動がある場合

学校生活管理指導表が不要な場合
① 食物アレルギーがあっても配慮が不要な場合
（上記①〜③に当てはまらない）（本文参照）
② 除去を解除した場合
（医師による除去解除の診断後，保護者の書面での申請で可）

（柳田紀之：症例を通して学ぶ年代別食物アレルギーのすべて　改訂２版．p.114，南山堂，2018）

●項目ごとの読み取り方

記載の具体例を図３に示す．

病型・治療欄

食物アレルギー，アナフィラキシー記載欄

食物アレルギー，アナフィラキシーの有無を確認する．

A. 食物アレルギー病型

ここでは，「1．即時型」と記載される場合がほとんどである．複数の病型がある場合は複数選択される（p.3，表１参照）．

B. アナフィラキシー病型

ここでは，「1．食物」の場合がほとんどである．原因となる食物が記載される．複数の病型がある場合は複数選択される（p.3，表１参照）．

C. 原因食物・除去根拠

現在除去している食品の番号に○が書かれる．6〜10. の「〜類」，「11. その他 1」を選んだ場合は，具体的な食品名が右に記載される．

除去根拠は≪　　　≫内に数字で記載される．除去根拠は① 明らかな症状の既往，② 食物経口負荷試験陽性，③ IgE 抗体等検査結果陽性，④未摂取の中から選択される．複数選択されることが多い．② 食物経口負荷試験陽性＞① 明らかな症状の既往＞③ IgE 抗体等検査結果陽性，の順に食物アレルギーの診断の確実性が高い．逆に除去根拠として③のみが並んでいる場合，実際には食物アレルギーではない場合が多い．学校生活管理指導表に血液検査（IgE 抗体検査）結果の添付は不要であり，学校や保育所から提出を求める必要はない．教職員などが血液検査データを用いて除去食物を判断する行為は，医師法（17 条 医師以外の医業の禁止：第 31 条の規定により 3 年以下の懲役または 100 万円以下の罰金または併科）に違反するので，行ってはならない．

図3　学校生活管理指導表（アレルギー疾患用）記入例

表　学校生活管理指導表（アレルギー疾患用）

名前＿＿＿＿＿＿＿＿　（男・女）＿＿年＿＿月＿＿日生　＿＿年＿＿組　　　提出日＿＿＿＿年＿＿月＿＿日

※この生活管理指導表は，学校の生活において特別な配慮や管理が必要となった場合に医師が作成するものです．

	病型・治療	学校生活上の留意点	【緊急時連絡先】
アナフィラキシー（(あり)・なし）／食物アレルギー（(あり)・なし）	**A 食物アレルギー病型（食物アレルギーありの場合のみ記載）** (1.) 即時型 2. 口腔アレルギー症候群 3. 食物依存性運動誘発アナフィラキシー **B アナフィラキシー病型（アナフィラキシーの既往ありの場合のみ記載）** (1.) 食物（原因　） 2. 食物依存性運動誘発アナフィラキシー 3. 運動誘発アナフィラキシー 4. 昆虫（　） 5. 医薬品（　） 6. その他（　） **C 原因食物・除去根拠**　該当する食品の番号に○をし，かつ《　》内に除去根拠を記載 (1.) 鶏卵　《①②③》 2. 牛乳・乳製品《　》 3. 小麦《　》 4. ソバ《　》 5. ピーナッツ《　》 (6.) 甲殻類《①③》（すべて・(エビ)・カニ　） (7.) 木の実類《①③》（すべて・(クルミ)・カシュー・アーモンド） 8. 果物類《　》（　） 9. 魚類《　》（　） 10. 肉類《　》（　） 11. その他1《　》（　） 12. その他2《　》（　） ［除去根拠］該当するもの全てを《　》内に記載 ① 明らかな症状の既往 ② 食物経口負荷試験陽性 ③ IgE 抗体等検査結果陽性 ④ 未摂取 （　）に具体的な食品名を記載 **D 緊急時に備えた処方薬** (1.) 内服薬（抗ヒスタミン薬，ステロイド薬） (2.) アドレナリン自己注射薬（「エピペン®」） (3.) その他（サルタノール®　）	**A 給食** 1. 管理不要　(2.) 管理必要 **B 食物・食材を扱う授業・活動** 1. 管理不要　(2.) 管理必要 **C 運動（体育・部活動等）** (1.) 管理不要　2. 管理必要 **D 宿泊を伴う校外活動** 1. 管理不要　(2.) 管理必要 **E 除去食品においてより厳しい除去が必要なもの** ※本欄に○がついた場合，該当する食品を使用した料理については，給食対応が困難となる場合があります． 鶏卵：卵殻カルシウム 牛乳：乳糖・乳清焼成カルシウム 小麦：醤油・酢・味噌 大豆：大豆油・醤油・味噌 ゴマ：ゴマ油 魚類：かつおだし・いりこだし・魚醤 肉類：エキス **F その他の配慮・管理事項（自由記述）** 鶏卵は自宅では卵黄のつなぎまで摂取可としていますが，学校では完全除去としていただければ幸いです．	★保護者 電話： ★連絡医療機関 医療機関名： 電話： 記載日　年　月　日 医師名　印 医療機関名

（公益財団法人日本学校保健会「学校のアレルギー疾患に対する取り組みガイドライン」≪令和元年度改訂≫より一部抜粋）

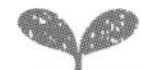

表1　注意を要する学習活動など

食　品	注意を要する学習活動など
鶏　卵	卵パック，殻を使用した活動
牛　乳	牛乳パックのリサイクル活動（洗浄など）
小　麦	小麦粘土，うどん・パン作り体験
ピーナッツ	豆まき，栽培
ソ　バ	ソバ打ち体験，ソバ殻枕
大　豆	豆まき，味噌作り，豆腐作り

D. 緊急時に備えた処方薬

処方されている薬の数字に○が書かれる．気管支拡張薬などはその他に記載される．

学校生活上の留意点欄

A. 給　食

学校生活上の留意点の「A. 給食」では通常は「2. 管理必要」に○が書かれる．
「1. 管理不要」に○が書かれるのは，給食で原因食材が提供される可能性がなく，かつ，B. か D. で対応が必要な場合のみ（ソバアレルギーのソバ打ち体験，キウイアレルギー児の宿泊学習など）である．

B. 食物・食材を扱う授業・活動

通常は「2. 管理必要」に○が書かれる．食物アレルギーでは「1. 管理不要」に○が書かれることは通常ない．
また，注意を要する学習活動などとして，詳細を表1に示す．

C. 運動（体育・部活動等）

通常は「1. 管理不要」に○が書かれる．「2. 管理必要」に○が書かれるのは，食物依存性運動誘発アナフィラキシーまたは運動誘発アナフィラキシーでかつ運動制限のみで対応する場合のみである．

D. 宿泊を伴う校外活動

通常は「2. 管理必要」に○が書かれる．

E. 原因食物を除去する場合により厳しい除去が必要なもの

除去食品で摂取不可能なものを記載する欄である．各項目は原因食物が含まれていないか，症状を誘発することが非常に少ない調味料等である．通常はこれらの除去が必要になることはほとんどない．特に原因食物が含まれておらず，原則としてほとんどの場合摂取できる「卵殻カルシウム」，「醤油」には通常は○が書かれることはほとんどない．しかしながら，慣れていない医療機関では実際の摂取可否にかかわらず，○をつけている場合があり[2)]，その場合は，患者との面談により，摂取の可否を確認する必要がある．

F. その他の配慮・管理事項

必要に応じて記載される．

学校生活上の留意点欄は，食物アレルギーに関する記載のほとんどの場合，A・B・Dが「2. 管理必要」，C. が「1. 管理不要」となる．E. は通常無記載である．

緊急時連絡先欄

緊急時連絡先は日中に受診できる医療機関が記載される．アナフィラキシーを発症した場合には，発症から30分以内にアドレナリンを投与することが望ましいため，学校から近い医療機関が望ましい．ただし，その医療機関がアナフィラキシーに対応できない場合には，次に近い対応できる医療機関が記載される．緊急時連絡先の医療機関には当該患者が事前に受診していることが望ましい．

●保育所におけるアレルギー疾患生活管理指導表

保育所におけるアレルギー疾患生活管理指導表を図4に示す．2016年の全国調査では保育所において，食物アレルギーを把握および確認のために使用する用紙として「都道府県，市町村作成のものを用いている」との回答が37.1％と最多であった[3]．「厚生労働省作成の生活管理指導表の使用」は22.5％であった．都道府県，市町村作成のものの多くは厚生労働省作成の生活管理指導表に準拠していることが多く，多くの保育所で厚生労働省作成の生活管理指導表または準拠したものが用いられていると考えられる．2020年現在，「保育所におけるアレルギー疾患生活管理指導表」も記載内容は学校生活管理指導表と大きく変わらないが，次の2点が異なる．

1つ目は，調整粉乳に関する記載がある．牛乳アレルギー児を対象に記載するが，授乳が必要な年齢が限られていることもあり，実際に記載されるケースは非常に少ない[2]．2つ目は病型の頻度であり，即時型の記載が8割を占める[2]．食物依存性運動誘発アナフィラキシーの乳幼児での有症率は極めて低く，記載されることはほとんどない[2]．一方，新生児・乳児消化管アレルギーが入っている．

●生活管理指導表を用いたリスク評価

誤食などのリスクを評価するには，抗原の種類，除去根拠，アナフィラキシーの有無の情報が重要である．鶏卵と比較して牛乳，小麦，魚は症状を伴った誤食を起こしやすい[3]（コラム：p.118参照）．

食物アレルギーの除去根拠は摂取による症状の誘発確率と関連する[4]．具体的には，同じ特異的IgE値だとしても，② 食物経口負荷試験陽性＞① 明らかな症状の既往＞③ IgE抗体等検査結果陽性＞④ 未摂取の順に症状誘発リスクが高い．アナフィラキシーの既往の有無も症状誘発の重要なリスク因子である[5]．それらを考慮すると，アナフィラキシー既往あり≧食物負荷試験陽性＞明らかな症状の既往＞IgE抗体等検査結果陽性＞未摂取の順に症状誘発リスクが高い．一方，過去の症状と同一の症状が起きるとは限らず，未来の誘発症状を予測することはできず，すべての症状が今後出現しうる．そのため，除去の根拠とアナフィラキシー既往の有無を把握することがリスクを評価する上で最も重要である．

生活管理指導表の読み取りについて解説した．学校・保育所などでの安全のために，全国統一の書式に沿った管理指導表の運用は必須である[2,3]．今後のさらなる普及が望まれる．

図4 保育所におけるアレルギー疾患生活管理指導表

〈参考様式〉 ※「保育所におけるアレルギー対応ガイドライン」(2019年改訂版)

保育所におけるアレルギー疾患生活管理指導表（食物アレルギー・アナフィラキシー・気管支ぜん息）

提出日 ＿＿＿ 年 月 日

名前＿＿＿＿＿＿ 男・女 ＿＿年＿＿月＿＿日生（＿＿歳＿＿ヵ月） ＿＿＿＿組

※この生活管理指導表は，保育所の生活において特別な配慮や管理が必要となった子どもに限って，医師が作成するものです．

緊急連絡先
★保護者
電話：
★連絡医療機関
医療機関名：
電話：

食物アレルギー（あり・なし）アナフィラキシー（あり・なし）

病型・治療	保育所での生活上の留意点		記載日
A．食物アレルギー病型 1．食物アレルギーの関与する乳児アトピー性皮膚炎 2．即時型 3．その他（新生児・乳児消化管アレルギー・口腔アレルギー症候群・食物依存性運動誘発アナフィラキシー・その他：　　　）	A．給食・離乳食 1．管理不要 2．管理必要（管理内容については，病型・治療のC．欄および下記C．E欄を参照）		記載日 年　月　日
B．アナフィラキシー病型 1．食物　（原因：　　　） 2．その他（医薬品・食物依存性運動誘発アナフィラキシー・ラテックスアレルギー・昆虫・動物のフケや毛）	B．アレルギー用調整粉乳 1．不要 2．必要　下記該当ミルクに○，または（　）内に記入 ミルフィーHP・ニューMA-1・MA-mi・ペプディエット・エレメンタルフォーミュラ その他（　　　）		医師名
C．原因食品・除去根拠 該当する食品の番号に○をし，かつ《　》内に除去根拠を記載 1．鶏卵　《　》 2．牛乳・乳製品　《　》 3．小麦　《　》 4．ソバ　《　》 5．ピーナッツ　《　》 6．大豆　《　》 7．ゴマ　《　》 8．ナッツ類*　《　》（すべて・クルミ・カシューナッツ・アーモンド・　） 9．甲殻類*　《　》（すべて・エビ・カニ・　） 10．軟体類・貝類*　《　》（すべて・イカ・タコ・ホタテ・アサリ・　） 11．魚卵　《　》（すべて・イクラ・タラコ・　） 12．魚類*　《　》（すべて・サバ・サケ・　） 13．肉類*　《　》（鶏肉・牛肉・豚肉・　） 14．果物類*　《　》（キウイ・バナナ・　） 15．その他　（　　） 「*は（　）の中の該当する項目に○をするか具体的に記載すること」 [除去根拠] 該当するものすべてを《　》内に番号を記載 ① 明らかな症状の既往　② 食物負荷試験陽性　③ IgE抗体等検査結果陽性　④ 未摂取	C．除去食品においてより厳しい除去が必要なもの 病型・治療のC．欄で除去の際に，より厳しい除去が必要となるもののみに○をつける ※本欄に○がついた場合，該当する食品を使用した料理については，給食対応が困難となる場合があります． 1．鶏卵：　卵殻カルシウム 2．牛乳・乳製品：乳糖 3．小麦：　醤油・酢・麦茶 6．大豆：　大豆油・醤油・味噌 7．ゴマ：　ゴマ油 12．魚類：　かつおだし・いりこだし 13．肉類：　エキス	E．特記事項 （その他に特別な配慮や管理が必要な事項がある場合には，医師が保護者と相談のうえ記載．対応内容は保育所が保護者と相談のうえ決定）	医療機関名 電話
D．緊急時に備えた処方薬 1．内服薬（抗ヒスタミン薬，ステロイド薬） 2．アドレナリン自己注射薬「エピペン®」 3．その他（　　　）	D．食物・食材を扱う活動 1．管理不要 2．原因食材を教材とする活動の制限（　　） 3．調理活動時の制限（　　） 4．その他（　　）		

気管支ぜん息（あり・なし）

病型・治療		保育所での生活上の留意点		記載日
A．症状のコントロール状態 1．良好 2．比較的良好 3．不良	C．急性増悪（発作）治療薬 1．ベータ刺激薬吸入 2．ベータ刺激薬内服 3．その他	A．寝具に関して 1．管理不要 2．防ダニシーツ等の使用 3．その他の管理が必要（　　）	C．外遊び，運動に対する配慮 1．管理不要 2．管理必要 （管理内容：　　）	記載日 年　月　日 医師名
B．長期管理薬（短期追加治療薬を含む） 1．ステロイド吸入薬 剤形：　投与量（日）： 2．ロイコトリエン受容体拮抗薬 3．DSCG吸入薬 4．ベータ刺激薬（内服・貼付薬） 5．その他（　　）	D．急性増悪（発作）時の対応 （自由記載）	B．動物との接触 1．管理不要 2．動物への反応が強いため不可 動物名（　　） 3．飼育活動等の制限（　　）	D．特記事項 （その他に特別な配慮や管理が必要な事項がある場合には，医師が保護者と相談のうえ記載．対応内容は保育所が保護者と相談のうえ決定）	医療機関名 電話

●保育所における日常の取り組みおよび緊急時の対応に活用するため，本表に記載された内容を保育所の職員および消防機関・医療機関等と共有することに同意しますか．
・同意する
・同意しない

保護者氏名 ＿＿＿＿＿＿＿＿

（「保育所におけるアレルギー対応ガイドライン2019年改定版」p.8より転載）

●参考文献

1） 食物アレルギー診療ガイドライン 2016《2018 年改訂版》. 協和企画, 2018.
2） 柳田 紀之, ほか：相模原市保育所における食物アレルギー疾患生活管理指導表を用いた食物アレルギーの実態調査. アレルギー, 65：785-793, 2016.
3） 柳田 紀之, ほか：厚生労働省「平成 27 年度子ども・子育て支援推進調査研究事業」保育所入所児童のアレルギー疾患罹患状況と保育所におけるアレルギー対策に関する実態調査結果報告. アレルギー, 67：202-210, 2018.
4） Yanagida N, et al.：Safety and feasibility of heated egg yolk challenge for children with egg allergies. Pediatr Allergy Immunol, 28：348-354, 2017.
5） Yanagida N, et al.：Increasing specific immunoglobulin E levels correlate with the risk of anaphylaxis during an oral food challenge. Pediatr Allergy Immunol, 29：417-424, 2018.

保育所・学校給食
での面談

未摂取の食物があります

保育所は，お子さんが初めて「集団給食」を体験する場である．食事についても，家庭では食べたことのない調理法や献立が提供されることもあるだろう．そのため，アレルギーの視点から，安全で安心な食の提供を行うため，「保育所で初めて食べる食材がないようにしてもらう必要性」を，保護者に伝えることが大切である．日中の大半を保育所で過ごすことになるので，施設長や担当保育士，場合によっては調理員も同席し，保護者との面談を行うとよい．

離乳食前の乳児を受け入れる場合〔入園児情報：4ヵ月，食物アレルギーなし〕

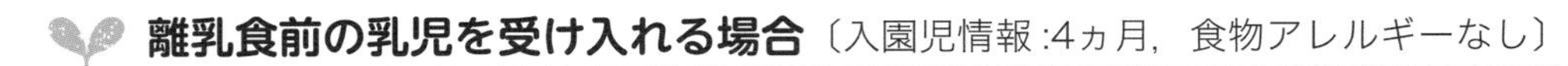

a 導 入 を行う（p.13 参照）．

△△ちゃんは，4ヵ月ですよね．これから始まる離乳食について食物アレルギーの関係などもありますので，ご家庭での様子の確認と保育所での食事についてお話させていただきます．
△△ちゃんは，ご家庭ではミルクですか？母乳ですか？

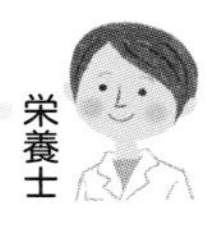

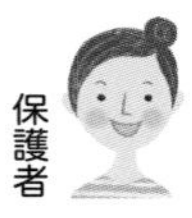

ミルクです．

食物アレルギーはありますか？

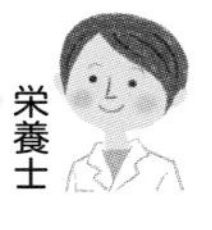

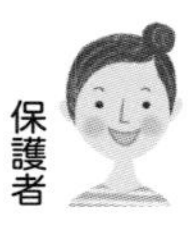

今のところアレルギーはありません

わかりました．ご家庭では，粉ミルクはどこのメーカーを使用されていますか？

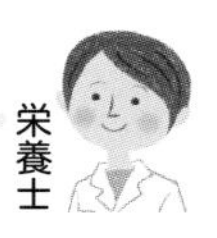

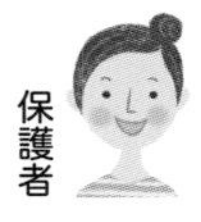

□□の粉ミルクです．

保育所では●●（ミルクの商品名）のミルクを使用していますので，ご了承いただけますか．

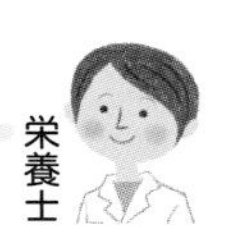

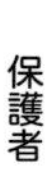
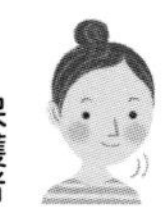
保護者：はい．わかりました．

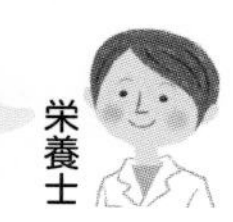
栄養士：それから，5ヵ月になりましたらお子さんの様子をみながら，離乳食を開始していきます．「今のところ，アレルギーがない」とお聞きしていますが，今までミルクしかお口にしたことのないお子さんが，保育所の給食でアレルギー症状が出ないように，離乳食で使用する食材を，あらかじめご自宅で食べていただいています．
ご自宅で試していただいて問題がないことを確認してから離乳食を進めていきますね．

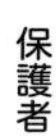
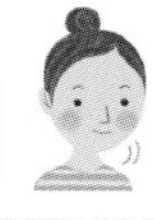
保護者：はい．何を食べさせておけばいいですか？

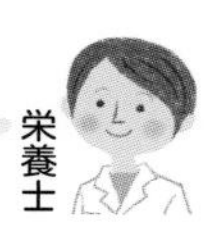
栄養士：この表（表1）が，保育所で提供している離乳食の食材表になります．はじめは，おかゆや野菜，その次に白身魚やお豆腐などを柔らかく煮たものを与えていきます．

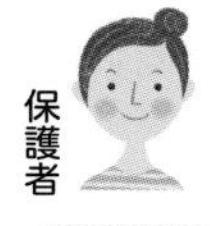
保護者：いろいろな食材を一度に食べさせてもいいのですか？

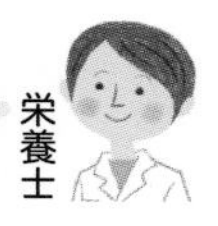
栄養士：いろいろ食べてしまうと，もし，アレルギー反応が出たときにどの食材が原因かわからなくなってしまいますので，おかゆから始めて，一品ずつ増やしていくとよいと思いますよ．

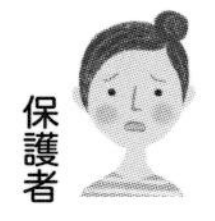
保護者：こんなにたくさんの食材を，どうやって与えたらいいですか？

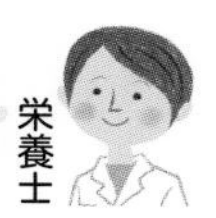
栄養士：まず，おかゆから始めましょう．ご飯は炊飯ジャーで炊いていますか？その時に，大さじ1杯のお米と，その10倍のお水を入れた耐熱のカップを中心に置いて，普段と同様の水を加えたお米と一緒に炊くと，簡単におかゆができますよ．
野菜は，弱火から中火でやわらかく煮たものをすり鉢で擦って与えてください．固さの目安はヨーグルトくらいです．

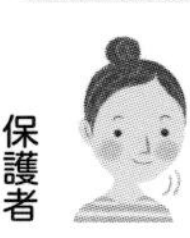
保護者：なるほど．食べたら保育所に報告すればよいのですか？

表 1 の『月齢の目安』ごとに記載してある食品は，その月齢の離乳食で提供しますので，ご家庭で食べておいていただき，症状なく食べられるか，確認しておいてください．5～6ヵ月でしたら，加熱して与えるとよいですね．食材表の「チェックする食品」については特に症状なく食べられているか保育所でも把握したいので，確認ができた食品から教えてください．

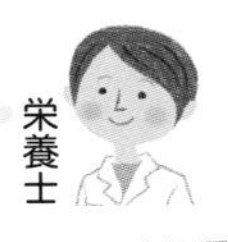
栄養士

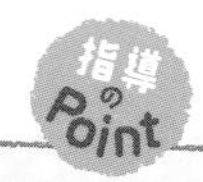

●小児アレルギーの原因食物は卵・牛乳・小麦で 90% を占めるため，この 3 品目については必ず試してもらう．あとは大豆・魚などを試すとよい．

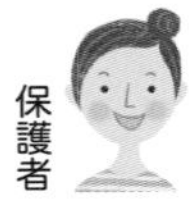
保護者

わかりました．

離乳食が進まない保護者への対応〔園児情報：12ヵ月，食物アレルギーなし〕

○○さん，こんにちは．△△ちゃんそろそろ 1 歳のお誕生日になりますね．
それで，△△ちゃんの給食のことですが，今，7～8ヵ月のところまでのチェックはできているのですが，9～11ヵ月ごろの食材，お家で試してもらえましたか．（表 1）

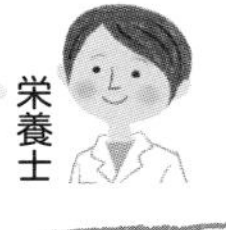
栄養士

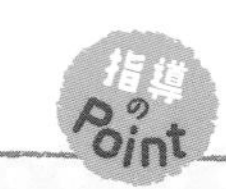

●保護者が「家庭で試せない理由は何か」を伺う．仕事の忙しさや料理の負担など，できない理由を伺い，どうやったら家庭でも進められるかを一緒に考える．

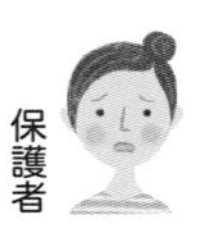
保護者

実は忙しくてまだ，試せてなくて．

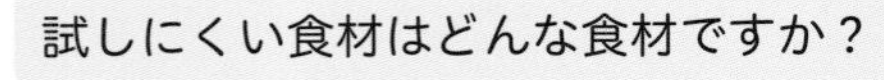

試しにくい食材はどんな食材ですか？

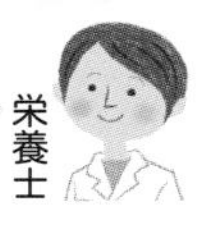
栄養士

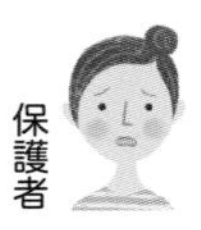
保護者

サバが調理しづらくて，試してないです．

そうですね．お魚は難しいですか．それでしたら，缶詰のサバで試されたらどうでしょうか．
味が濃いので，お湯で少し煮るとうす味になりますよ．

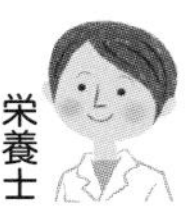
栄養士

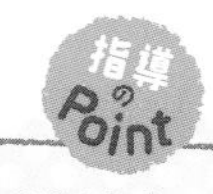

●豚肉などのアレルギーはほとんどない．野菜類のアレルギーも少ない．

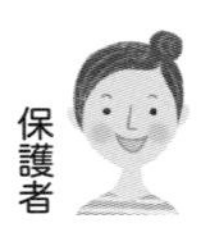
保護者

そうですね．それならできそうです．

△△ちゃん，とっても食べることが好きで，そろそろ普通食に移行できる時期になります．ぜひ，進めていきましょうね．
完了食*になれば，お母さんもとても楽になりますよ．

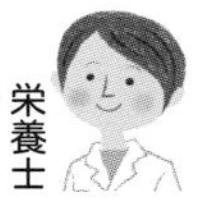
栄養士

＊離乳の完了：形のある食物をかみつぶすことができるようになり，エネルギーや栄養素の大部分が母乳または育児用ミルク以外の食物から摂取できるようになった状態．調理形態は「歯ぐきでかめる固さ」（授乳・離乳の支援ガイド 2019 年 3 月より）．

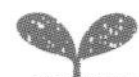

表１　離乳食の食材表（例）

離乳食の食材表　　園児名＿＿＿＿＿＿＿＿＿＿　　生年月日　　年　　月　　日

●食べておく食品…保育所の離乳食で使用する食材を中心に記載しています．目安の月齢になると給食で提供しますので，ご家庭で食べておきましょう．
●チェックする食品…食物アレルギーを起こしやすい食品を中心に記載しています．ご家庭で複数回食べたら，食べた日付を記入し，保育士に報告してください．
● 7〜8ヵ月以降，保育所でベビーフードを提供することがあります．
「チェックする食品」が含まれることがありますので，ベビーフードのパッケージを使って確認させていただきます．
離乳食期完了後は保育所の給食で提供しますので，下記の目安の月齢を参考にご家庭で食べておきましょう．

上記のことを確認し，了承しました．　保護者名＿＿＿＿＿＿＿＿

月齢の目安	穀類		野菜類		タンパク質食品		その他	
	食べておく食品	チェックする食品	食べておく食品	チェックする食品	食べておく食品	チェックする食品	食べておく食品	チェックする食品
5〜6ヵ月ごろ	おかゆ うどん（そうめん）	パンがゆ	じゃがいも さつまいも かぼちゃ にんじん だいこん キャベツ たまねぎ きゅうり ほうれん草 小松菜 ちんげん菜 白菜 ブロッコリー トマト かぶ なす			白身魚 しらす干し（塩抜き） 豆腐 卵黄（固ゆで） プレーンヨーグルト		
7〜8ヵ月ごろ					納豆	ツナ缶（油抜き） マグロ サケ カジキ 鶏肉（ささ身・ひき肉・もも肉） 卵（全卵・加熱）		ベビーフード※ ※保育所で使用しているベビーフードの原材料表示を確認してから提供になります．
9〜11ヵ月ごろ					チーズ	豚肉（ひき肉・もも肉）		
1歳ごろから						ブリ サバ		ゴマ

（相模原市立保育園「食物アレルギー対応マニュアル」より引用改変）

＊この食材表は一例であり，実際には，各月齢で利用頻度の高い食材を各施設の状況に合わせて食材表を作成するとよいでしょう．

1歳を過ぎた幼児を受け入れる場合〔入園児情報：1歳4ヵ月，食物アレルギーなし〕

a 導 入 を行う（p.13 参照）．

栄養士

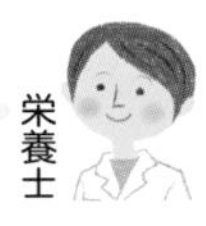

△△ちゃんは，1歳4ヵ月ですよね．食物アレルギーの関係などもありまして，保育所での食事について，ご家庭での状況を確認させていただいてます．

保護者

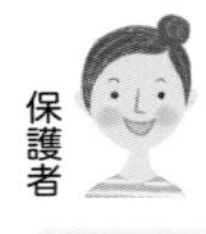

食物アレルギーはありません．

栄養士

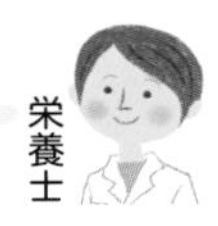

わかりました．保育所ではいろいろな食材が出ますが，お預かりしている時に給食でアレルギー反応が起きないようにしたいと思っています．保育所ではこのような食材（表2）を提供しますので，ご家庭でも食べさせておいてくださいね．

保護者

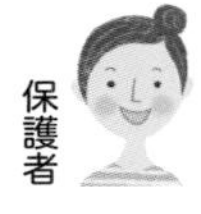

わかりました．

継続で，アレルギーがあるお子さんの進め方〔患者情報：1歳8ヵ月，食物アレルギーあり．すでに1年以上在園している．鶏卵アレルギー（除去），ナッツ類未摂取〕

栄養士

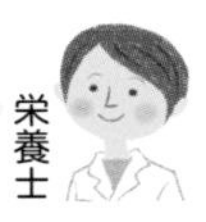

こんにちは，栄養士の○○です．食物アレルギーの状況もあわせてお話を聞かせてくださいね．前回，生活管理指導表を提出していただいてからそろそろ1年になりますので，受診していただいて，△△ちゃんの食物除去状況を確認してみてください．

保護者

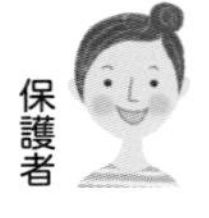

そうですね．定期的に受診していて，お医者様の指示で家では試していますので，今後の給食での除去対応について，確認してみます．

栄養士

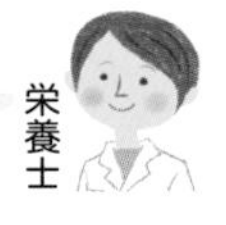

お願いします．除去解除にむかっていくとよいですよね．
あと，生活管理指導表の中で，「ナッツ類」の除去根拠が「未摂取」となっています．これは，食べ始めても大丈夫か，医師に確認していただくとよいですね．

保護者

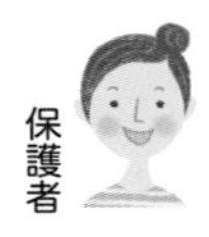

そうですね．お医者様から指示がいただければ，家庭でも試してみます．

栄養士

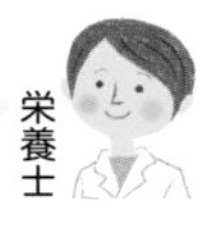

はい．また状況を教えてください．

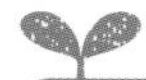 表２　保育所の食材表（例）

保育所の給食について（食品・食材確認書）　〈確認書例〉

保育所では下記の食品・食材を使用します．ご家庭でも栄養バランスのよい食事を心がけて，いろいろな種類の食品・食材を取り入れましょう．

下記の食品・食材について確認し，給食で提供されることを了承しました．

保護者名＿＿＿＿＿＿＿＿＿＿

〈保育所で主に使う食品・食材一覧〉

穀　類	ごはん スパゲッティ	パン マカロニ	うどん 麩	そうめん コーンフレーク	中華めん 春雨
いも類	じゃがいも	さつまいも	さといも	ながいも	やまといも
豆　類	あずき ピーナッツ	グリーンピース	そら豆	大豆	枝豆
大豆加工品	豆腐	高野豆腐	納豆	おから	豆乳
種実類・木の実	アーモンド	ゴマ	栗	クルミ	
野菜類	あさつき かぼちゃ 小松菜 たまねぎ 白菜 ピーマン もやし ゴーヤ	いんげん キャベツ しゅんぎく チンゲンサイ なす ブロッコリー モロヘイヤ ズッキーニ	さやえんどう きゅうり しょうが とうがん にら ほうれん草 れんこん	オクラ にんにく セロリー とうもろこし にんじん 水菜 わけぎ	かぶ ごぼう 大根 トマト 長ねぎ 三つ葉 カリフラワー
果実類	いちご 梨 パイナップル	柑橘類 レモン ぶどう（レーズン）	すいか りんご	メロン キウイ	バナナ 桃
きのこ類	えのき なめこ	しいたけ エリンギ	しめじ	まいたけ	マッシュルーム
海藻類	こんぶ	わかめ	のり	ひじき	
魚介類	カジキ しらす干し マグロ	カレイ サケ サバ	カツオ サワラ エビ	ブリ サンマ	白身魚 イカ
水産練り製品	カニかま 魚肉ソーセージ	かまぼこ	はんぺん	ちくわ	さつまあげ
肉　類	鶏肉	豚肉	牛肉		
食肉加工品	ハム	ベーコン	ソーセージ		
卵　類	鶏卵	うずらの卵	マヨネーズ		
牛乳・乳製品	牛乳 スキムミルク	生クリーム バター	ヨーグルト マーガリン	チーズ 乳酸菌飲料	アイスクリーム
調味料ほか	ケチャップ コンソメ（洋・中華）	醤油	味噌	ゴマ油	カレー粉
市販の菓子類	クッキー，ビスケット類 ケーキ		せんべい	ゼリー類	プリン

・保育所で食物アレルギーが発症することを防止するため，保育所で初めて食べる食品がないよう，ご協力をお願いいたします．
・上記以外の食品・食材も献立に使用する場合があります．詳しくは毎月配布する献立表をご確認ください．

（相模原市立保育園「食物アレルギー対応マニュアル」より引用改変）

＊この食材表は一例であり，実際には，各月齢で利用頻度の高い食材を自施設の状況に合わせて食材表を作成する．
＊ご家庭で食べられたか確認する食材は，食品の種類ごとに確認できればよい．

保護者からの相談

アレルギー児への対応は，「園と保護者が一緒に取り組む姿勢」が大切です．保護者の相談に寄り添いながら，進めていきましょう．

Case 1

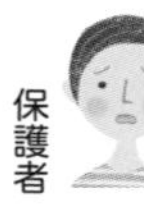

保護者

食材単体だと，どう食べさせてよいかわかりません．

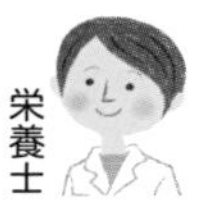

栄養士

例えば，どんな食材ですか？

➡具体的に聞いて，負担のない調理方法を伝える．普段の家庭での食事提供の方法（手作りが多い，外食が多いなど）を把握すると，保護者に無理のない方法を伝えられる．

指導のPoint

●魚などは，食感がパサついて嫌がることがある．おかゆに混ぜたり，汁に入れるなど，子どもが食べやすい固さや食感にするとよい．

Case 2

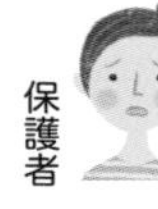

保護者

初めて口にする食材を食べたがらない場合は，どうしたらよいですか？

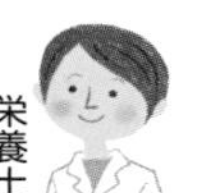

栄養士

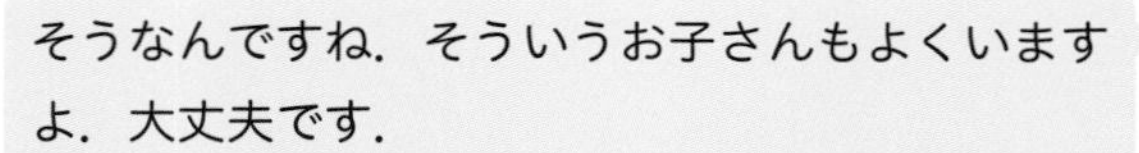

そうなんですね．そういうお子さんもよくいますよ．大丈夫です．
大人がおいしそうに食べるところを見せたり，視界にその食材が入るだけでもだんだん見慣れてきて，口にするようになります．

指導のPoint

●食べられる食材を増やし，お友達と一緒に食事をすることで，食べることの楽しさも経験していく．そのよさを保護者にも伝えてみる．

Case 3

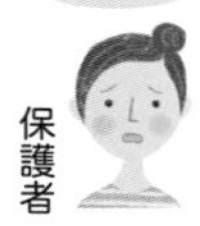

保護者

1歳過ぎているが，まだ，卵を食べたことがないから出さないでほしい．

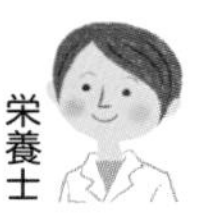

栄養士

「チェックする食品」については，お家で食べていただいてから，出しています．

●すべて手作りでなくてもよいこと，市販品（ベビーフード）を使って，食べられる食材を試していく方法や，手作りができれば，まとめて作って，小分けにして冷凍する方法など，家庭での食事の提供方法に寄り添いながら，伝えることが大切．

Case 4

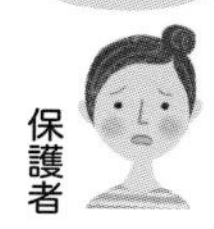

家で食べさせてみるのは面倒なので，保育所で食べさせてほしい．

負担にならないやり方を，一緒に考えましょう．
➡家族はその食品は食べているかを聞く．その食品の調理法を伝える．

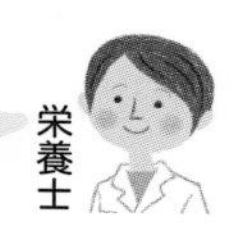

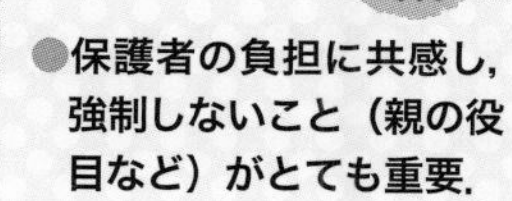

●保護者の負担に共感し，強制しないこと（親の役目など）がとても重要．

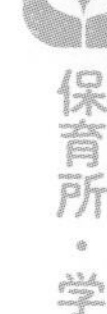

2 給食でのアレルギー対応を希望します

◆**患者（保護者・児童）の状況**

・小学校の入学説明会で，給食での食物アレルギー対応の説明を聞き，面談を希望した.

・小学校でも，幼稚園（保育所など）と同じように除去してもらえるのか不安.

・小学校で具体的にどのような対応をしてもらえるのかを知りたい.

・給食以外では，学校生活で何に気を付ければよいかわからない.

◆**患者（保護者・児童）がどのようなサポートを求めているか**

・食物アレルギーがあるが，学校給食で対応してほしい.

・アレルギーをもっていることを，ほかの児童や教職員にも理解してほしい.

◆**面談の参加者**

栄養教諭・学校栄養職員，養護教諭，学級担任.

◆**取り組むステップ**

a. 導入・説明：保護者とルールや取り決めについて情報共有する.

b. 申請内容の確認：医師の診断結果や保護者の希望を確認する.

c. 原因食物・除去根拠の確認：① 原因食物ごとの症状の程度や医師の診断・指導の内容を確認する.
② 必要に応じて，再検査の要否も含めて医師への相談を勧める.

d. 家庭での対応や処方薬・治療の確認：家庭での摂取の状況や取り組んでいる治療の有無を確認する.

鶏卵・ピーナッツ除去児との面談例（入学前）

a 導入・説明

こんにちは，栄養士の○○です．入学に際し，△△さん（児童）の給食の食物アレルギー対応のご要望があると伺いましたので，私がお話しを伺います．現在の１年生の学級担任と養護教諭も一緒にお話しを聞かせてください.

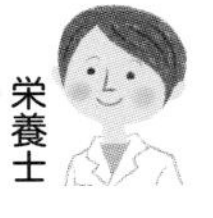

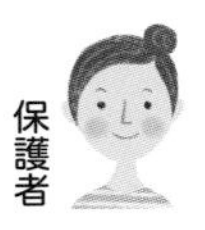

はい．よろしくお願いします.

学校給食での食物アレルギー対応について，簡単に説明させていただきます．
まず，学校給食では原則，完全除去対応となり，一部の調味料以外は原因食物をすべて除いて提供します．学校生活管理指導表〔(以下，管理指導表）p.92 参照〕に一部除去と記載されている場合や自宅で少量食べている場合なども原則として完全除去で対応します．

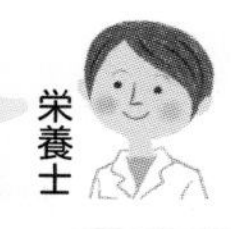

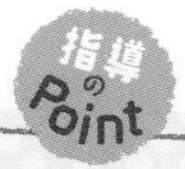

●学校給食では完全除去対応となることを説明する．

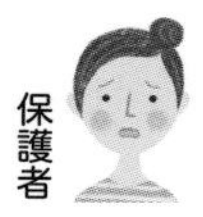

え？主治医からは「症状が出ない量なら食べてもよい」と言われているのですが…

ご自宅で食べて問題のなかった量でも，疲れているときや体調不良のときには症状が出る可能性があります．
また，一度に何百食も調理する学校給食で，個人個人の食べられる量に応じた対応を行うと，取り違えなどの危険が増してしまいます．
そこで，誤食事故防止の観点から，安全を最優先に，完全除去対応が原則です．
なるべくアレルギー対応食を提供しますが，調理の都合上アレルギー対応食をお出しできないときは，ご自宅からお弁当をお持ちいただく場合もあります．

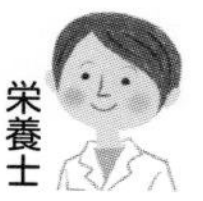

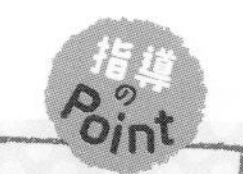

●完全除去とする理由を説明する．

・個々の食べられる範囲（量）に対応すると業務が煩雑となり，事故の温床になるため．

～～資料を用意し，そのほかのルールや取り決めなども説明（以下参照）～～

●**保護者と情報を共有し，信頼関係を構築する**

・市町村教育委員会のルールや，自校の対応委員会で決定した「給食対応の基本方針」を説明し，保護者の不安な気持ちを払しょくする．

●**保護者に説明する内容例**

・市町村教育委員会のルール，マニュアル，学校独自の取り決め．
・調理施設の現状．
・申請から給食の提供までの流れ．
・学校の体制と緊急時の対応（養護教諭などと連携）．

●**学校が用意する資料例**

・就学時健康診断や入学説明会で配布した書類（申請から給食提供までの流れ，学校のルールなどの説明資料）
・就学時健康診断票
・都道府県や市町村教育委員会の示す手引き・マニュアル
・学校で作成しているマニュアルや調理施設の状況がわかる資料（調理食数・献立表・給食室図面など）
・「学校のアレルギー疾患に対する取り組みガイドライン」，「学校給食における食物アレルギー対応指針」

b 申請内容の確認

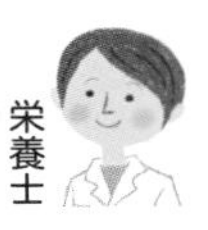

栄養士

それでは，今日ご用意いただいた書類を見ながら，症状や対応のご希望などを確認させていただきます．
まず，管理指導表によると，△△さん（児童）は「食物アレルギーあり」，「アナフィラキシーあり」と記載されていますね．
原因食物は，鶏卵とピーナッツと記載されていますので，学校給食では，鶏卵とピーナッツの除去対応をご希望ということでよろしいでしょうか？

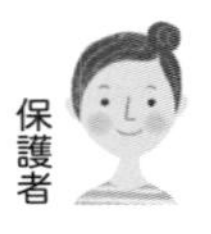

保護者

通っていた幼稚園では，週に４回はお弁当で，週に１回は鶏卵とピーナッツを除去したアレルギー対応食を出してもらっていました．
ナッツ類は給食では使用していないということでしたが，自宅でも心配でアーモンドとくるみも食べさせていませんでした．ですから，学校でも同じように対応していただきたいです．

●医師の診断結果や保護者の希望を確認する．

- 症状の程度や調理施設・人員体制の状況により対応できない場合を除き，食物アレルギーの児童生徒にも給食提供が原則である．
- 医師の診断に基づき，管理指導表に記載がない保護者の希望による食物の除去は行わないことを伝える．
- 治療方針などについて聞かれた場合，主治医に積極的に相談するよう伝える．

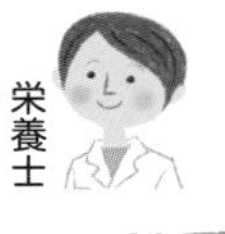

栄養士

ご自宅では，心配でアーモンドとくるみは食べさせていなかったのですね．
ちなみに，アーモンドとくるみについて，医師から何か指示を受けたことはありましたか？

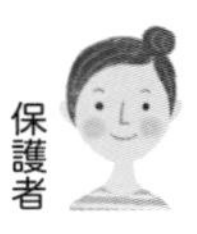

保護者

いえ．特にこれまでお話をしたことはありませんでした．

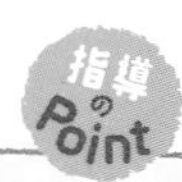

●保護者に用意してもらう書類例

- 食物アレルギーに関する調査票やアンケート（就学時健康診断・入学説明会時に配布している場合）
- 管理指導表（アレルギー疾患用）
- そのほか，対応申請に当たって提出を求めている書類（希望する対応内容や既往歴，緊急時の連絡先などを記入する取組プランなど）

そうですか．食べたことがないものを食べさせるのは心配ですよね．
学校では，医師の診断に基づく対応が原則ですので，管理指導表に記入された食物以外の対応はできないことになっているんです．
したがってアーモンドとくるみについては，医師と相談してみてください．学校で使用する頻度や一回に提供する目安量なども確認してお伝えできますよ．
今日のところは，管理指導表に記載されている鶏卵とピーナッツについてお話を聞かせてください．

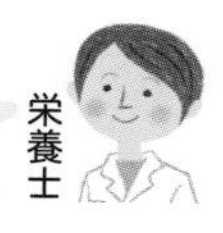

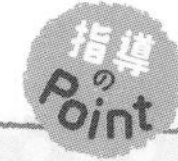

●保護者に確認する内容例

- 管理指導表で医師の診断結果を確認する．
- 取組プランなどの提出書類で保護者の対応希望を確認する．
- 保育所で個別に部分除去などの対応をされているケースがあるが，同じような対応ができるとは限らないことを伝える．また原則は完全除去が基本である．

C 原因食物・除去根拠の確認

続けて，もう少し詳しく確認させてください．管理指導表によると，「A. 食物アレルギー病型」の「1．即時型」に○があり，「B. アナフィラキシー病型」の「1．食物」に「ピーナッツ」と記載されていますね．
そして「C．原因食物」は鶏卵とピーナッツで，いずれも「除去根拠」は「① 明らかな症状の既往」と「③ IgE 抗体等検査結果陽性」とありますね．
最後に鶏卵のアレルギーの症状が出たのはいつごろですか？

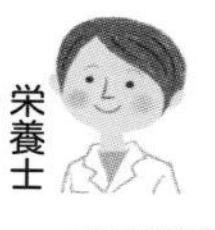

●原因食物ごとの症状の程度や医師の診断・指導の内容を確認する．

- 医師の診断に基づく対応が原則である．

●保護者に確認する内容例

- 除去根拠となった既往・検査の年月日を確認する．
- 発症した場合，どのような症状が出るか確認する．

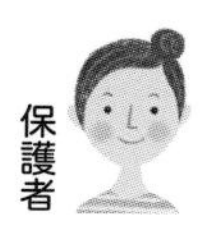

基本的に食べさせていないので…
たしか 2・3 歳のころ外出先で誤って卵をつかった料理を食べてしまい，発症したのが最後だったと思います．

その時にはどのような症状が出ましたか．また，どのような対処をされましたか？

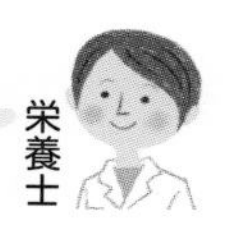

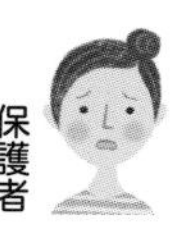

はじめに，「かゆい」と言い出して，顔を見たら口の周りに蕁麻疹が出ていました．
すぐに内服薬を飲ませ，患部を冷やして様子を見ていたら，かゆみは落ち着いてきたようでしたが，赤みはしばらく残っていたと思います．

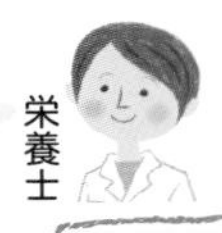
栄養士

その時は皮膚症状が出たのですね．
最後に発症したのが2・3歳頃ですと，それから3〜4年経過していますね．
鶏卵の負荷試験について医師にご相談されたことはありますか？

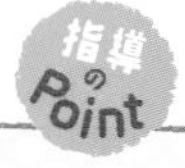

●鶏卵・牛乳・小麦・大豆など，年齢により耐性化しやすい原因食物もある．症状発症・検査から年月が経過している場合，再検査の要否も含めて医師への相談を勧める．また，治療方針などについて聞かれた場合にも同様に，医師に相談するように伝える．

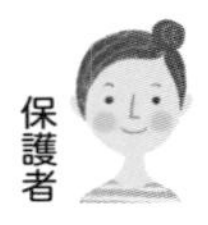
保護者

はい．5歳の時に加熱卵1/8個分の負荷試験を受けて症状が出なかったので，主治医の先生から1/8個までは食べてよいと言われています．

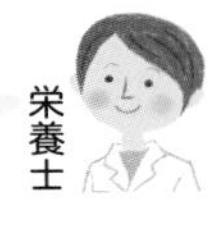
栄養士

わかりました．次にピーナッツのアレルギーについて教えてください．

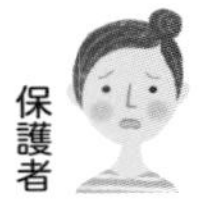
保護者

はい．0歳のときに血液検査の結果から，ピーナッツを除去するように指示されました．
それ以来，食べないようにしてきたのですが，昨年の9月に誤ってピーナッツの入ったお菓子を食べてしまったことがあります．
その時は顔全体が赤くなり，呼吸も荒く，苦しそうになってしまい，すぐに救急車を呼び，病院で処置してもらいました．

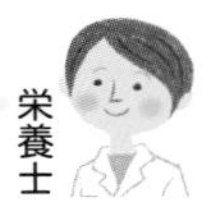
栄養士

それはとても心配でしたね．無事に回復されてよかったです．

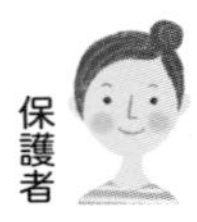
保護者

今後，ピーナッツに関しても，負荷試験を受けたほうがよいのでしょうか？

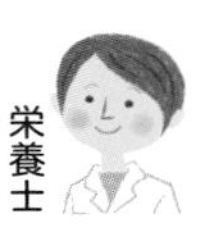
栄養士

検査の必要性や治療方法などは，△△さん（児童）の症状を把握されている医師でないと判断ができない内容です．
△△さん（保護者）も気になっていらっしゃるようでしたら，次回受診される際にぜひ相談してみてください．

d 家庭での対応や処方薬・治療の確認

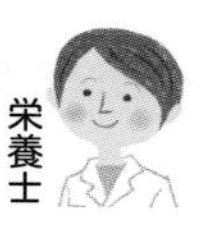
栄養士

ご家庭では，△△さん（児童）の食事はどのように対応されていますか？
まず，鶏卵について教えてください．

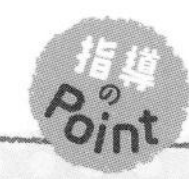

- ●自宅での対応や医師の指導に基づく治療の状況を確認する．
- ●保護者に確認する内容例
  - ・家庭での原因食物の摂取の状況を確認する（あまり細かく聞く必要はない．どのくらいの量まで食べて問題がないかを確認できればよい）．
  - ・家庭で取り組んでいる治療の有無を確認する．経口免疫療法（減感作療法）を行っている場合は，摂取時間や摂取量を確認する．
  - ・処方薬について確認する．

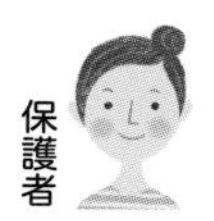
保護者

家の食事では医師の指示どおり少量の卵が使われているクッキーなどのお菓子やかまぼこなどは食べています．
外食する時は卵が入っていないことを確認できたものを食べさせています．

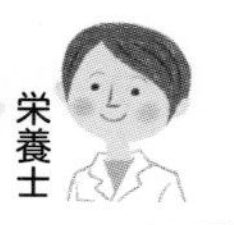
栄養士

わかりました．ご自宅では医師の指示に従って，食べられる量を食べている状況なのですね．
ちなみに，朝ごはんでも卵が含まれているものも食べていますか？
それと，念のため確認しますが，幼稚園で午前中に具合が悪くなったことはありますか？

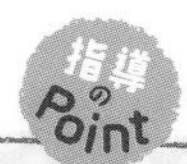

- ●朝食で原因食物を摂取している場合，普段食べている量でも，「数日前から風邪気味」・「遅刻しそうで走って登校してきた」など，体調や登校時の様子などにより通学途中や登校後に症状が出る場合がある．家庭での原因食物の摂取の状況をよく確認する．

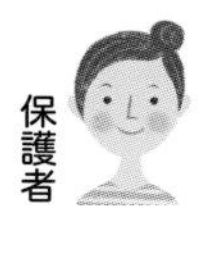
保護者

朝ごはんでも普通に食べています．
これまで，特に具合が悪くなったことはありません．

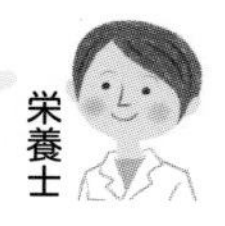
栄養士

わかりました．ありがとうございます．
実は，過去に朝ごはんでヨーグルトを食べて走って登校したら，着いたとたんに全身に蕁麻疹が出たという事例もあったので．お気を悪くされたら申し訳ありませんでした．

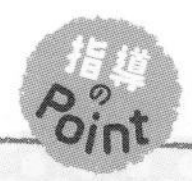

- ●経口免疫療法を実施している場合は，夕食で摂取することが可能か，医師に相談・検討してもらう．

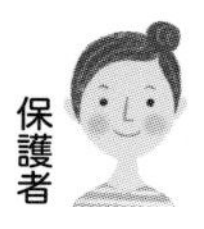
保護者

いえいえ，大丈夫です．でも，小学生になるとそういうお子さんもいらっしゃるんですね．

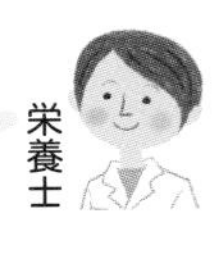

それでは，ピーナッツについて聞かせてください.

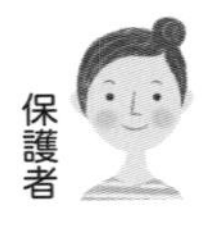

家では，ピーナッツは食べさせていません．お菓子などもパッケージで原材料を確認しています.

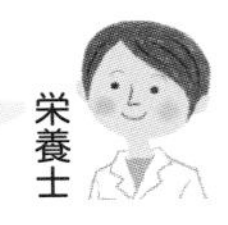

管理指導表には，微量に混入している可能性のある場合の対応について，特に記載されていませんが，ご自宅ではどう対応されていますか？
例えば，ピーナッツそのものが含まれていなくても，パッケージの原材料表示に「ピーナッツを含む製品と共通の設備で製造しています」などの記載があるものは食べていますか？

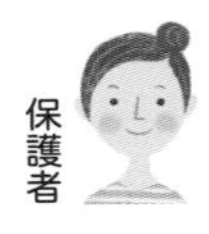

ピーナッツが原材料に記載されていなければそういうことが書かれていても食べさせています.

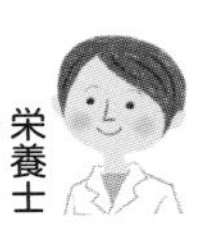

わかりました．本校は給食でピーナッツを使用しませんので，そのような表示のあるものも除去しなくてよいのであれば，△△さんには給食を提供できる可能性が高いです.

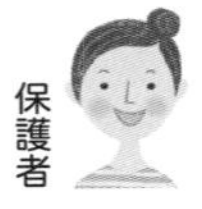

そうですか．よかったです.

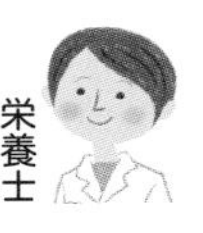

ちなみに，これまでに医師と経口免疫療法（減感作療法）について何かお話しされたことはありますか？

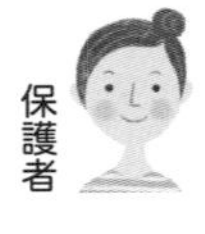

はい．以前，ピーナッツに関して主治医から免疫療法を勧められたことがありました.
いずれやってみたいと思っています.

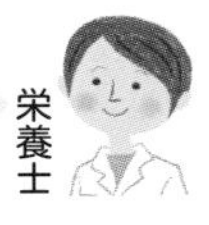

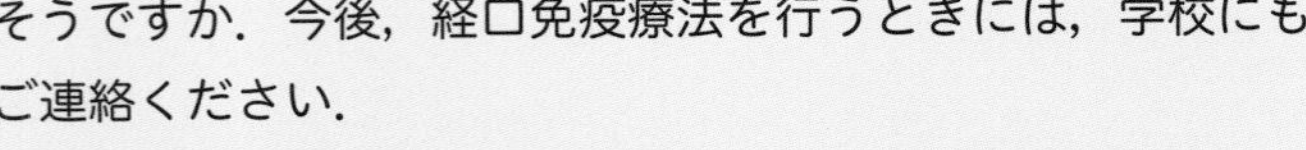

そうですか．今後，経口免疫療法を行うときには，学校にもご連絡ください.
次に，お薬についてですが，医師からは，緊急時の備えとして内服薬とエピペン® が処方されていますね.

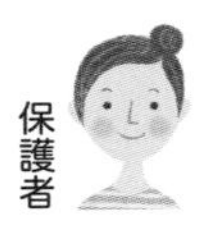

はい．△△（児童）に持たせるのは不安なので，学校側で管理してもらえますか？

申し訳ありませんが本校では学校のルールで，児童本人のランドセルの中で保管することにしています．
教室ではエピペン®を持つ児童のランドセルを置く場所を決めていますし，同級生が勝手に触ることのないよう指導しています．
体育館やプール，音楽室などに移動するときは教員が預かって持っていきますので，詳しいことは入学後に担任や養護教諭と改めて確認していただきますね．

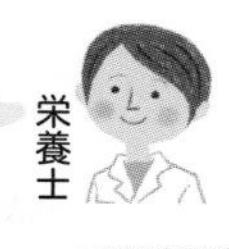

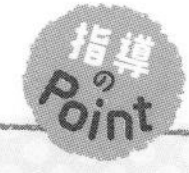

●エピペン®の保管場所については，教育委員会や学校のルールに基づいて，教室・保健室・職員室などで管理している場合もあり，学校ごとに異なる．

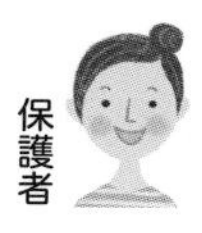

わかりました．

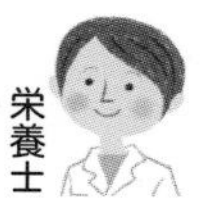

詳しいお話を聞かせていただき，ありがとうございました．
△△さん（児童）が安心して皆と楽しく学校生活が送れるよう，本校のアレルギー対応委員会で検討します．
ほかの保護者の方とも同じような面談をして来年，何の食物のアレルギーの児童が何人在籍するのか，学校全体の状況を確認して検討結果がまとまりましたら改めて，ご連絡させていただきます．

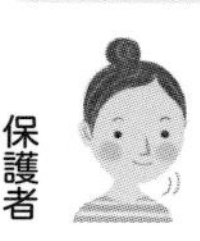

大体いつ頃になるんでしょうか？

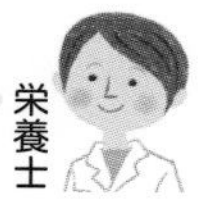

少しお待たせして申し訳ありませんが，入学式から給食開始までの期間，4月の上旬から中旬ごろと考えてください．
次回も，お手数ですが来校いただいて，面談形式で検討結果をご説明します．
教職員が人事異動で変更となる場合もありますが，もちろん，今日のように養護教諭や新担任など関係する教職員が同席し，改めて△△さん（児童）の対応を皆で共有しますので安心してください．

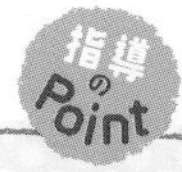

●給食対応などについては，アレルギー対応委員会で検討することを伝える．

その他の学校生活における確認事項

- 食物・食材を扱う授業・活動…例）生活科（枝豆・そら豆のさやむき），家庭科（調理実習）など．
- 運動（体育・部活動等）…例）食物依存性運動誘発アナフィラキシー既往の有無など．
- 宿泊を伴う校外活動（移動教室等）…例）宿舎の食事や昼食対応，お土産購入時の配慮など（p.164 参照）．

その他，保護者から相談される内容例

- 学級での指導…食物アレルギーがあることで，学級で特別な扱いや差別を受けたりしないか心配．
- 遠足等の対応…他の児童とおやつ交換をしないか，お弁当喫食時に原因食物の接触がないか心配．
- 児童の偏食傾向…さまざまな食材を使うため，食べられるか，給食が嫌いにならないか心配．

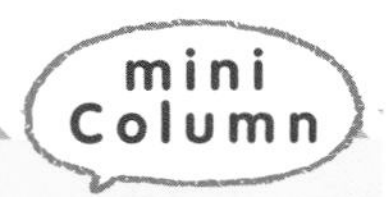

面談の際の注意ポイント ～言ってしまいそうで，言ってはいけないフレーズ～

✕「最近も症状が出たようですし，この**食物は食べられるようになりにくい**と言われているので，慎重に検討したほうが良いかもしれませんね」

➡ ◯「検査の必要性や治療方法などは，医師でないと判断ができない内容です．私から間違った情報をお伝えするわけにはいきませんので，次回の受診の際にご相談してみてはどうですか？」

✕「最後に症状が出たときからもう３年たっているので，**血液検査を受けてみてはどうですか？**」

➡ ◯「これまで医師から検査について何かお話しがありましたか？　最後に症状が出たときから３年たっていますので，除去解除や検査の必要性などご相談されてみてはいかがですか？」

✕「次回の面談で**血液検査の結果を持ってきてください**．学校でも検査結果を確認して対応を検討します」

➡ ◯「学校では，医師の診断書（管理指導表）に基づく対応が原則ですので，血液検査の結果は拝見しません．管理指導表に記入いただいている食物以外は対応はできないことになっていますので，受診の際に主治医の先生とよくご相談してみてください．」

◆学校の対応を説明したり，症状の程度を聞いている中で，保護者から検査や治療を考えたほうが良いか相談される場合もあるが，上記を参考にする．

◆面談の際に憶測で答えたことや提案したことでも，言い方によって，保護者は学校からの指示と受け取ってしまう．「医師に相談されたことはありますか？」，「主治医の先生に確認してみてください」など，主治医に相談するように伝える．

❌「学校給食で除去対応を希望されるのであれば，ちゃんと適切な診断を受けてください」

➡ ⭕「お子さんが安心して過ごせるよう，適切な診断を受けていただくことが望ましいと思います」

❌「校内の対応委員会で検討します．結果は改めてご連絡します」

➡ ⭕「お子さんが安心して楽しく学校生活が送れるよう，少しお時間をいただきますが，校内のアレルギー対応委員会でしっかり検討させていただきます」

❌「学校のルールでエピペン® は預かれません．自分で管理するようにお子さんに話しておいてください．」

➡ ⭕「申し訳ありませんが，本校ではクラスにエピペン® を処方された児童が複数いても取り違えないよう，安全を第一に，各自のランドセルの中で保管することにしています」

校内のルールや対応，今後の流れなどを伝える場合でも，事務的に淡々と説明するだけでは，保護者が「素っ気ない」・「冷たい」と受け取ってしまうこともある．

あまり気に留めず発した一言でも，不安を抱えて面談に来た保護者が否定的に受け止めてしまう．場合によっては，学校全体にマイナスの印象をもってしまうこともあるかもしれない．「お子さんが安心して楽しく過ごせるように」と言った対応の目的を補足したり，クッション言葉を挟むなど，ちょっとした言い方の工夫・配慮で，保護者とよい信頼関係を築けるように意識する．

※参考として，調布市立学校で使用している「面談チェックリスト」（本書に合わせて一部改変）を次ページに掲載する．

面談チェックリスト（例）

年　　組　氏名＿＿＿＿＿＿＿＿　記入者＿＿＿＿＿＿

<table>
<tr><th colspan="3">項目および確認内容</th><th>✔</th></tr>
<tr><td rowspan="18">管理指導表の確認</td><td>食物アレルギー</td><td>あり・なしが記載されているか？
ありの場合
病型・治療「A．食物アレルギー病型」に記載があるか</td><td></td></tr>
<tr><td>アナフィラキシー</td><td>あり・なしが記載されているか？
ありの場合
病型・治療「B．アナフィラキシー病型」に記載があるか</td><td></td></tr>
<tr><td rowspan="7">病型・治療</td><td>「C．原因食物・除去根拠」
① 原因食物に○があるか？
ありの場合は原因食物と摂取後の具体的な症状・対応手順等を確認する</td><td></td></tr>
<tr><td>② 食品群 - その他（6 から 12）の場合，具体的な食物名の記載があるか？</td><td></td></tr>
<tr><td>③ 除去根拠が書いてあるか？
既往のみが根拠の場合で，鶏卵，牛乳，小麦，大豆については，年齢により耐性化することがあるため，2 年以上経過している場合は負荷試験について確認する</td><td></td></tr>
<tr><td>④ 除去根拠となった既往・検査の年月を確認し，記録する
既往や検査から年月が大きく経過している場合は，再検査などの確認をする</td><td></td></tr>
<tr><td>⑤ 経口免疫療法（減感作療法）を行っているか確認する
行っている場合は現在の摂取量，摂取時間を記録する
摂取時間が朝の場合は，学校で発症する場合があるので注意を促す</td><td></td></tr>
<tr><td>⑥ 前年の管理指導表と比較し，原因食物でなくなった食物については，耐性化の確認などを行う</td><td></td></tr>
<tr><td>D．緊急時に備えた処方薬
ありの場合は処方薬の内容と保管場所を確認する
エピペン® を注射した既往の有無，有の場合は時期を記録する</td><td></td></tr>
<tr><td rowspan="7">学校生活上の留意点</td><td>A．給食</td><td></td></tr>
<tr><td>B．食物・食材を扱う授業・活動</td><td></td></tr>
<tr><td>C．運動（体育・部活動等）</td><td></td></tr>
<tr><td>D．宿泊を伴う校外活動</td><td></td></tr>
<tr><td>E．原因食物を除去する場合により厳しい除去が必要なもの
① 調味料などの使用範囲の確認（医師の記載がない場合）をする</td><td></td></tr>
<tr><td>② 意図しないコンタミネーションの確認（医師の記載がない場合）をする</td><td></td></tr>
<tr><td>F．その他の配慮・管理事項（自由記述）
① 分量による部分解除は行わないことを説明する</td><td></td></tr>
<tr><td colspan="2">不備がある場合は，医師に追記をしていただくよう依頼する</td><td></td></tr>
<tr><td colspan="2">同意欄に署名はあるか確認する</td><td></td></tr>
</table>

小学校給食におけるアレルギー対応についての説明	給食での対応についての説明をする ① 給食室の現状を説明する	
	② 教育委員会のルールを説明する	
	③ 学校の給食対応の基本方針を説明する	
	④ 家庭から弁当の持参をお願いする場合もあることの説明をする	
	⑤ おかわりのルールについての説明をする（アレルギー児はおかわり不可など）	
	⑥ 初めて食べる食品が給食で使用される場合は，事前に家庭で喫食して，症状が出ないことを確認してほしい旨のお願いをする	
	⑦ アレルギー対応専用のトレイや食器について説明する	
	⑧ 給食費の返金について説明する	
	⑨ 除去が不要になった場合は，除去解除申請書の提出をお願いする	
	⑩ 飲用牛乳の除去について説明する	
	⑪ アレルギー対応献立表の確認についてのお願いをする	
	⑫ 登校前に，アレルギー対応について児童と内容の確認をすることのお願いをする	
その他の留意点	家庭における対応の程度（食事・外食・おやつについて注意していることなど）を確認する	
	管理指導表の追記など：今後，原因食物の追加や新たにエピペン® が処方された場合は，医師にその旨を管理指導表に記載してもらい，再提出をお願いする旨を伝える	
	管理指導表の更新：管理指導表の有効期限は，医師記載日から 1 年間のため，有効期限が近づいたら，症状などに変化がない場合であっても，医療機関を受診し，管理指導表の更新が必要なことを伝える	
	提出された書類に，ほかの疾患について記載されている場合は，内容を確認する	

（調布市　様式例より一部改変）

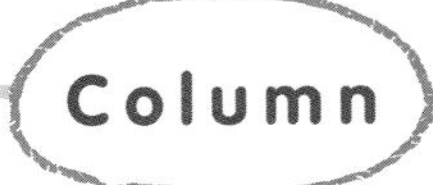

保育所における誤食と対策

乳幼児の食物アレルギー有症率増加に伴い[1,2]，保育所において，食物アレルギー（以下，FA）への対応はより重要になってきている[3]．2016年に行われた厚生労働省「保育所入所児童のアレルギー疾患罹患状況と保育所におけるアレルギー対策に関する実態調査」によれば，FAの全体の有症率は4.0%で，0歳が6.4%，1歳7.1%，2歳5.1%，3歳3.6%，4歳2.8%，5歳2.3%，6歳0.8%であった．この調査では約3割の保育所が約1年間に誤食を経験し，保育所の誤食対策が必須であることが浮き彫りとなった[4]．本コラムでは，この報告を元に保育所における誤食と誤食の対策について解説する．

●保育所におけるFA症状の誘発頻度

事前にFAの診断を受けていた児の7.6%が，約1年間に原因食物の摂取による症状が1回以上誘発された（図1）．年齢別では0歳9.6%，1歳8.5%，2歳7.5%の順であった．原因食物は鶏卵が604件で最多で，牛乳467件，魚類209件，小麦161件の順であった．発生原因については，誤食・誤配が23.2%，原因不明11.3%，これまで指摘を受けていた食物とは別の食物に対するアレルギーの新規発症9.8%，耐性獲得と判断された食物での症状8.1%，未回答47.6%であった．

●施設から見た誤食・誤配

4,659施設（29.6%）が約1年間に誤食・誤配を経験していた．FA症状の出なかった誤食・誤配は4,034施設（25.7%）で，症状があった誤食・誤配を経験していたのは1,741施設（11.1%）であった．誤食・誤配の発生原因を表1に示す．“間違えて配膳”が44.4%と最多であった．“他の児に配膳された食物を食べた”との回答が16.9%と次に多く，“原材料の見落とし”が13.7%で3番目に多かった．

図1　約1年間に保育所で食物アレルギー症状を起こした割合

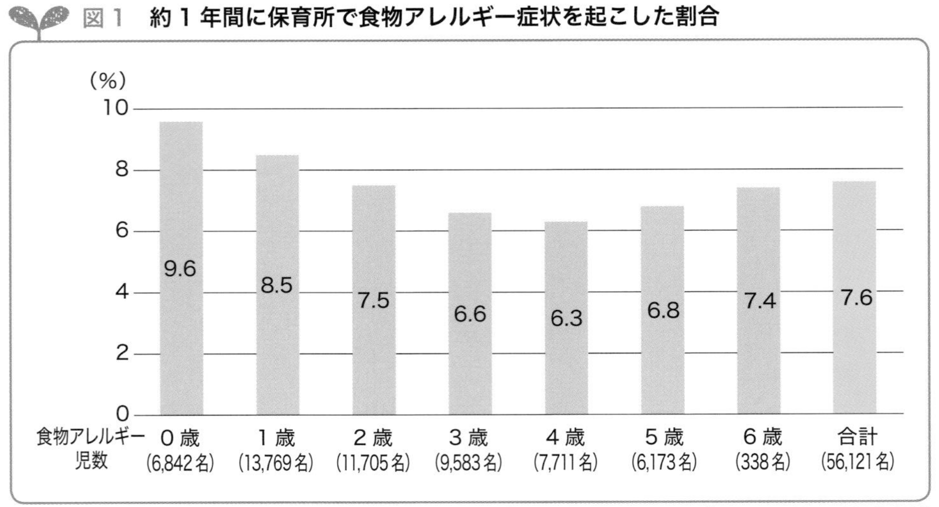

（柳田紀之，ほか：アレルギー，67：207，2018より）

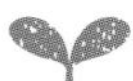

表1　誤食・誤配の発生原因

選択肢	施設数　(%)
間違えて配膳してしまった	2,068（44.4）
他の園児・児童に配膳された食物を食べてしまった	786（16.9）
原材料の見落とし	639（13.7）
調理担当から保育士への伝達もれ	476（10.2）
園児・児童についての食物アレルギーに関する情報が職員間で共有されていなかった	376（8.1）
調理の段階で原因食材が混入してしまった	356（7.6）
保護者からの情報が足りなかった	242（5.2）
行事の時に間違えて食べたり，触れてしまった	157（3.4）
アレルギー児に詳しい人（常勤の保育士など）が休みだった	183（3.9）
その他	283（6.1）
合　計	4,659（100.0）

（柳田紀之，ほか：アレルギー，67：208，2018より）

誤食で症状を呈するリスク因子

施設規模と約1年以内の誤食率を図2に示す．保育所の規模が小さいほど誤食率が高く，図1の通り0～1歳で誤食が多い．誤食で症状を呈するリスク因子を検討すると，性別（男児のほうが多い），年齢（低年齢のほうが多い），アナフィラキシーの既往（アナフィラキシー既往があるほうが多い），食物の種類（牛乳，小麦，魚で多い），施設規模（小さいほど多い），担当者（アレルギー対策委員会などのチームまたは担当者）の有無（担当者が不在の施設ほど多い）などと関係していた[5]．

保育所における誤食事故への対策

このように，保育所では誤食が一定頻度で発生する[6,7]．誤食・誤配の原因は“間違えて配膳”，“原材料の見落とし”で6割を占める．これは調理室内および保育室内での食物アレルギー対応マニュアル整備，調理従事者と保育士の連携（調理から配膳までの流れの中での確認事項の確認），アレルギー表示など食物アレルギーに関する研修強化などを行うことによって防いでいくことが期待できる．しかし，誤食・誤配で2番目に多い原因が“他の園児・児童に配膳された食物を食べてしまった”であることからわかるように，乳幼児本人への指示は難しく，乳幼児の誤食を防ぐのは限界もあり，誤配膳を起こしにくい体制整備に加えて，誤食時の対応方法も確立しておく必要がある．

平成23年の即時型食物アレルギー全国モニタリング調査と同様に[8]，本調査でも保育所で症状が出た原因の食物は鶏卵，乳，魚，小麦の順に多かった．このように，保育所で症状が誘発される原因となる食物は，一般的に有症率が高い鶏卵，乳，魚，小麦などであり，原因食物の必要十分な除去に加えて，年齢に応じた摂取方法や管理方法に十分な配慮が必要である．また，煩雑な対応が誤食事故を起こす原因とならないように，家庭では原因食物を少量は摂取できていても，保育所では完全除去を基本とすべきである[9]．

誤食・誤配の頻度の高さを考慮し，FA児を預かる場合，一定頻度で誤食・誤配が起き，そのうち多く

図2　保育所の規模と約1年以内に保育所で食物アレルギーの即時症状を呈する割合

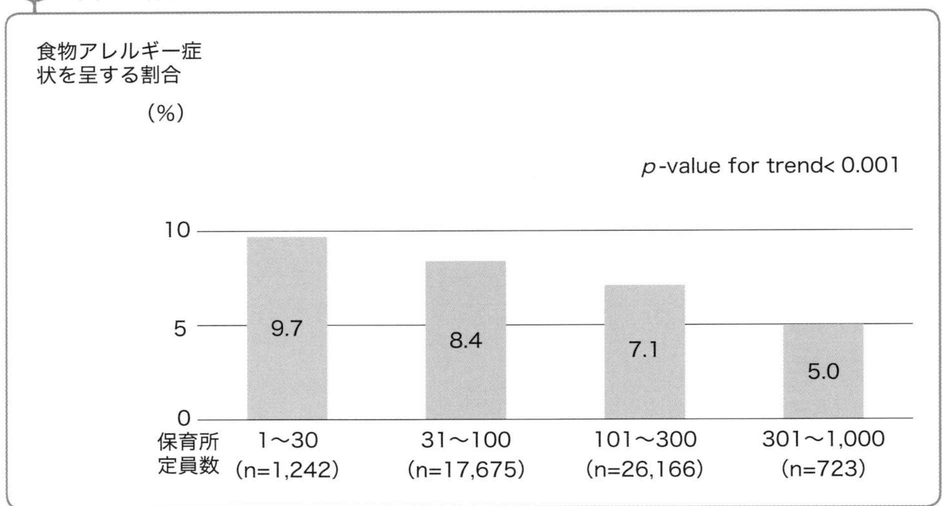

(Yanagida N, et al.: Pediatr Allergy Immunol, 30, 773-776, 2019)

はFAの症状が誘発されることを念頭に置くべきである．このため，調理・配膳の際のダブルチェックの徹底，FA児に配膳される給食の識別性を高めるなど誤食・誤配を減らす取り組みに加え，誤食・誤配や症状が誘発されたことがすぐに把握できる仕組みや症状に迅速に対応できる体制が望まれる．さらに，入所時にFAと診断されていなくても，新規発症の可能性があるため，仮にFA児が在籍していなくてもFAの誘発症状に対応できる体制を構築しておくことが重要である．

特にアレルギー対策委員会などのチームまたはFAの担当者の不在，施設規模が小さいことが誤食発生に関連するため，規模が小さい保育所も含め，すべての保育所でアレルギー対策委員会やチームまたはFAの担当を配備する必要がある．

このように保育所でFAの誘発症状を経験する児は少なくない．年齢，性別，アナフィラキシー歴，原因食物などの患者側の要因に加えて，アレルギー対策委員会などのチームまたはFAの担当者 の不在，施設規模など施設側の要因も大きい．また，新規発症もあり，誤食を完全に防ぐことはできない．このため，誤食の可能性を減らすために各部門で継続的な努力を行うことに加えて，緊急時に確実に対応できる体制の確立が必要である．

●参考文献
1) Urisu A, et al.：Japanese guideline for food allergy 2014. Allergol Int, 63: 399-419, 2014.
2) 足立 陽子, ほか：保育施設における食物アレルギー児に対する食物除去対応の 10 年間の変化—富山県における平成 13 年度と 18 年度調査との比較—日小児アレルギー会誌, 28：806-813, 2014.
3) 村田 淳子, ほか：保育所におけるアレルギー対応ガイドラインの普及・啓発. 食物アレルギー研究会, 15：22-30, 2015.
4) 柳田 紀之, ほか：厚生労働省「平成 27 年度子ども・子育て支援推進調査研究事業」保育所入所児童のアレルギー疾患罹患状況と保育所におけるアレルギー対策に関する実態調査結果報告. アレルギー, 67：202-210, 2018.
5) Yanagida N, et al.：Accidental ingestion of food allergens：A nationwide servey of Japanese nursery schools. Pediatr Allergy Immunol, 30, 773-776, 2019.
6) 佐藤 好範, ほか：千葉県内, 病児・病後児施設における食物アレルギー児への対応の現状と課題. 病児保育研究, 24-27, 2015.
7) 飯沼 雄司, ほか：食物アレルギー防止対策の推進について. 東京都福祉保健医療学会誌, 平成 25 年度：47-51, 2014.
8) 今井 孝成, ほか：消費者庁「食物アレルギーに関連する食品表示に関する調査研究事業」平成 23 年 即時型食物アレルギー全国モニタリング調査結果報告. アレルギー, 65：942-946, 2016.
9) 柳田 紀之, ほか：食物アレルギー児に対する定型除去食の検討. 日小児アレルギー会誌, 29: 86-92, 2015.

保育所・学校での
給食対応

集団給食でアレルギー対応をするとき（心構え）

食物アレルギーをもつ園児や児童生徒の増加に伴い，保育所や学校などの集団給食施設でのアレルギー対応食を提供する機会が増えている．集団給食施設で安全にアレルギー対応食を提供するためには，正しい知識が必要である．正しい知識をもとに施設や設備を整え，栄養士や調理員を配置し，運営開始前に施設に合わせたアレルギー対応食提供手順書を作成する．また，施設・設備や工程に合わせたスタッフへの教育，インシデントや誤食事故が発生した場合，その原因を分析し再発防止策を検討する仕組みづくりを事前に行う．

アレルギー対応食の安全な提供のために，「無理をしない」，「誰でもできるようにシンプルに」，「スタッフ全員が当日のアレルギー対応食の対応方法を知っている」この３点をキーワードに，アレルギー対応食の提供開始前までに必要なマニュアルや手順書の整備方法，考え方を整理した．

a アレルギー対応食の実施可能な範囲をどうやって決めるか

保護者から「保育所ではアレルギー対応食の提供をしてもらえたが，学校ではアレルギー対応はできないと言われた」などの意見をいただくことがある．施設ごとに対応できるレベルが異なるのが実情である．アレルギー対応の方法を熟知したスタッフが必ずしもいるわけでもないため，アレルギー対応は原因食物を除去するだけなのか，栄養面なども考慮した料理を提供できるのかなど対応可能な範囲が違う．施設規模やスタッフの熟練度に合わない無理な対応は，誤食事故発生のリスクが高くなるため，まずは現時点でどこまで実施が可能か，現状を把握する．

現状を把握した上で，安全でかつ，現状よりアレルギー対応食の質を上げることを目標に，計画的に活動を進める．

アレルギー対応のための検討項目を下記にまとめた．条件を満たしていない場合は，どこまでなら対応が可能か，いつまでにどこまで改善を進めるかなどを考えて，計画的に改善を進める．項目別に条件を満たさない場合の対応について**表 1** にまとめた．

アレルギー対応のための検討項目

① 施設・設備

- 調理室内にアレルギー対応食を調理できるスペースまたは諸室がある．
- アレルギー対応の食材・食品を保管する保管場所がある（食品庫・冷凍庫・冷蔵庫など）．
- アレルギー対応食を調理するための動線を確保できる．

② 調理機器・器具

- アレルギー対応食専用の調理機器がある（IH 電磁器などの加熱機器）.
- アレルギー対応食専用の調理器具または当日使い回しをしなくても対応できる調理器具がそろっている（ボール・バット・レードル・泡立て器・鍋・中心温度計など）.

③ 人員体制

- アレルギー対応食担当者を配置することができる.

④ 教育・訓練

- 定期的に調理従事者などスタッフを対象とした食物アレルギーの教育・訓練を行っている.

表 1　アレルギー対応のための検討項目および検討事項の例

<table>
<tr><th>①
施設・設備</th><th>②
調理機器・器具</th><th>③
人員体制</th><th>④
教育・訓練</th><th>アレルギー対応食の対応</th></tr>
<tr><td colspan="2">○</td><td>○</td><td>○</td><td>アレルギ−対応食の提供が可能</td></tr>
<tr><td colspan="2">○</td><td>○</td><td>×</td><td>弁当による対応
【検討事項】
・教育計画立案</td></tr>
<tr><td colspan="2">○</td><td>×</td><td>○</td><td>弁当による対応
【検討事項】
・人員確保のための予算計上</td></tr>
<tr><td colspan="2">○</td><td>×</td><td>×</td><td>弁当による対応
【検討事項】
・人員確保のための予算計上や教育計画立案</td></tr>
<tr><td colspan="2">×</td><td>○</td><td>○</td><td>調理工程で原因食物を取り除くなどの対応
【検討事項】
・施設・設備の改善（予算計上や施設・設備改善計画立案）</td></tr>
<tr><td colspan="2">×</td><td>○</td><td>×</td><td>弁当による対応
【検討事項】
・施設・設備の改善（予算計上や施設・設備改善計画立案）
・教育計画立案</td></tr>
<tr><td colspan="2">×</td><td>×</td><td>○</td><td>弁当による対応
【検討事項】
・施設・設備の改善（予算計上や施設・設備改善計画立案）
・人員確保のための予算計上</td></tr>
<tr><td colspan="2">×</td><td>×</td><td>×</td><td>弁当による対応
【検討事項】
・施設・設備の改善（予算計上や施設・設備改善計画立案）
・人員確保のための予算計上や教育計画立案</td></tr>
</table>

（○：できている・そろっている，×：できていない・そろっていない）

b アレルギー対応食の提供内容を保護者に伝えるには

保護者は食物アレルギーをもつ子どもへの給食対応に期待と不安をもっている．「うちの施設ではアレルギー対応食はできません」とだけ伝えると，「保育所では対応してくれたのに」，「ほかの学校では対応してくれるのに」と不満が残る．自施設の現状を伝え，① どこまでなら対応できるのか，② いつどこまで対応ができるようになるのか，③ 弁当対応など保護者に協力していただきたいことやその理由を伝えるなど，現状と今後の対応の方向性を伝え保護者と連携を図る．

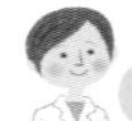

伝達事例

新しくアレルギー対応食室を作り，調理機器や器具もそろいました．しかし，アレルギー対応食を専門に担当する人の確保ができていません．○月にアレルギー専門の人を配属する予定です．その後教育を行い，○月よりアレルギー対応食を提供できるよう計画をしています．進捗状況により開始時期を変更することがありますが，その都度進捗状況について説明させていただきます．

c アレルギー対応食提供手順書を作るには

アレルギー対応は，個人的な能力にたよらず，誰でも運用できる内容にして一定のサービスを提供する．アレルギー対応食担当者が欠勤や欠員であることを理由に日々，提供内容や提供手順を変えると給食を配膳する保育士や担当教諭が混乱し，誤食事故の原因となる．また，栄養士の交代などによる急な給食提供方法の変更は，調理スタッフの対応ミスにつながりかねない．そこで，あらかじめ栄養士，調理員や配膳担当者とで実現可能で，誰が対応しても誤食事故が発生しない方法を検討し，手順書を作成しておく（図1）．

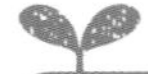

図1 アレルギー対応食提供手順書作成の流れ

- 学校のアレルギー疾患に対する取り組みガイドライン
- 学校給食における食物アレルギー対応指針（文部科学省）

- 保育所におけるアレルギー対応ガイドライン（厚生労働省）

自治体ごとに作成されているマニュアル

- 人員配置
- 教育実施状況

- 施設・設備
- 調理機器・器具

施設に合わせたアレルギー対応食提供手順書作成

施設・設備に合わせた手順書作成の考え方

自治体で作成される「アレルギー対応マニュアル」は施設での対応の基本的な考え方が記載されているが，個々の施設に合わせたアレルギー対応食手順書（以下，手順書）は，施設の設備や調理機器，人員配置に合わせて作成が必要である（表 2～4）．また，各工程で誤食予防措置を考慮す

表 2　食品購入計画から食材管理の対応（例）

工　程	想定される事故発生要因	予防措置
購買先の選定	• 食材・食品のアレルギー表示が確認できない • 納品ミス	• アレルギー表示の入手可能な取引先を選択する • 発注した食材・食品の納品ミスがない取引先を選択する
献立作成	• 原因食物の確認ミス	• 献立会議（施設内委員会）での献立確認 • 予定献立表の作成
発　注	• 製造元・商品名の記載ミス	• 発注書または検食簿の製造元と商品名の確認
検　収	• 製造元・商品名の違う商品の納品 • 商品の原材料変更による原因食物を含んだ食材・食品の誤使用	• 検収時には検収担当者が必ず立ち会う • アレルギー表示の確認
食材・食品の保管管理	• 保管場所混在による食材・食品の誤使用 • 原因食物の混入	• 保管場所の整理整頓 • 食材・食品の保管区分表示 • 決められた場所に食材・食品を保管

表 3　食事提供時の対応（例）

工　程	想定される事故発生要因	予防措置
出席状況	• アレルギー対応園児，児童生徒の出席確認ミス	• 出席状態の確認
朝　礼	• アレルギー対応園児，児童生徒の伝達ミス • 原因食物の伝達ミス • 調理指示ミス • 使用食材の指示ミス	• 作業工程表の作成 • アレルギー対応連絡票の作成と記載内容の確認 • 献立とアレルギー対応連絡票，食札の照合
下処理	• 下処理時に原因食物の混入や誤使用	• 献立と使用食材の照合 • アレルギー対応食を先に下処理をする • 調理機器・器具の適切な洗浄
調　理	• 調理作業時に原因食物の混入や誤使用	• 献立と使用食材の照合 • アレルギー対応食を先に調理する • 調理機器・器具の適切な洗浄
盛り付け	• 盛り付け時に原因食物の混入 • 普通食やほかのアレルギー対応食との盛り付け間違い	• アレルギー対応食を先に盛り付ける • 専用の食器とトレイを使用 • 食札を使用 • 盛り付け後ラップをする
配膳前チェック	• トレイセットミス • トレイチェックミス	• 献立，食札，アレルギー対応連絡票，給食を照合する •「声出し」「指差し」確認を 2 名以上で行う

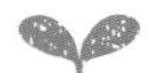 表4　受け渡しから喫食までの対応（例）

工　程	想定される事故発生要因	予防措置
受け渡し	• 食事内容の未確認 • 食事内容の確認ミス	• 担当保育士または担当教諭立ち会いのもとアレルギー対応食の受け渡しを行う • 献立，食札，アレルギー対応連絡票，給食を照合する •「声出し」「指差し」確認を担当保育士または担当教諭とアレルギー対応食担当者双方で行う
配　膳	• 配膳前の食事を喫食 • 配膳間違い • 配膳後の原因食物の混入	• 保育所では給食の一時保管場所は園児の手の届かない場所にする • 確認帳票と食札で確認する • 喫食までラップを外さない • 専用の食器とトレイの使用 • 配膳を最後に行う • アレルギー対応食は最後に提供する
喫　食	• 給食の交換による原因食物を含む料理を喫食	• 専用の食器とトレイを使用 • 座席を保育士の近くにする

る（①～③）.

① 手順書作成前に，施設・設備に合わせた作業工程ごとに想定される誤食事故発生要因を抽出する.

② 誤食事故発生要因に併せて，事故を防ぐための予防措置を検討する.

③ ①と②より施設・設備に合わせた手順を誰が，いつ，どこで，どのようになどを具体的に明記した手順を作成する.

手順書は，年に 1 回は記載内容と運営状況の精査を行い，不具合が生じている場合や現状と記載されている内容が異なる場合は改定を行う．改定内容は全スタッフに周知する.

d　スタッフへの研修や教育を行うには

食物アレルギーの対応についての教育・訓練は定期的に実施が必要である（**表 5**）．マニュアルや手順書作成時，改定時，誤食事故が発生した場合などに行う．また，調理室内だけで基準を順守しても誤食事故を防ぐことはできない．給食提供の方針決定から献立作成，食材購買，調理作業，配膳作業，洗浄作業までの一連の流れでの対応方法について，全スタッフに対して教育・訓練を行う．万が一，誤食事故が発生した場合でも適切な対応を行い，重大な事故に発展させない知識や訓練が大切になる.

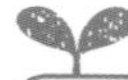

表5　食物アレルギーの対応についての教育・実習訓練計画（例）

月	教育・実習訓練	具体的な内容
4月	春期講習会	・食物アレルギーの基礎知識　・アレルギー誤食事故発生時の対応 ・食品表示の知識と確認方法　・関係帳票の作成・保管方法 ・アレルギー対応食提供手順　・アレルギー対応食提供における情報管理方法
5月	モニタリング	・アレルギー対応食提供状況の確認
6月	ＯＪＴ	・アレルギー対応食調理手順指導
7月	夏期講習会	・アレルギー対応食提供手順の確認
8月	調理実習	・アレルギー対応食調理実習
	緊急時対応訓練	・アレルギー誤食事故発生時の対応
9月	ＯＪＴ	・アレルギー対応食提供手順指導
10月	モニタリング	・アレルギー対応食提供状況の確認
11月	ＯＪＴ	・アレルギー対応食調理手順指導
12月	冬期講習会	・インシデントやアレルギー誤食事故発生時の改善内容から学ぶ
1月	モニタリング	・アレルギー対応食提供状況の確認
2月	ＯＪＴ	・アレルギー対応食調理手順指導
3月		※新年度準備

※インシデントまたは誤食事故発生時にはその都度実施

アレルギー対応食に必要な帳票類とその用途（例）

アレルギー対応情報や指示事項の確認・記録をするために帳票を作成する．帳票はスタッフ全員で共有し，２名以上でダブルチェックできる体制を整える．

帳票名	担当者	用　途
アレルギー対応食一覧	栄養士・栄養教諭 調理員	園児・児童生徒の情報を共有する
アレルギー対応食 専用献立表	栄養士・栄養教諭 調理員	アレルギー対応食に使用する食材・食品の使用量を指示する
予定献立表	栄養士・栄養教諭 担当保育士・担当教諭 保護者	献立名と食品の成分（原材料）を確認する
食　札	栄養士・栄養教諭 担当保育士・担当教諭 調理員	食札に記載されている内容の給食をトレイにセットする
アレルギー対応連絡票	栄養士・栄養教諭 担当保育士・担当教諭 調理員	給食の内容を確認，共有する
誤食事故発生時の調査・ 記録票	栄養士・栄養教諭 調理員	誤食事故の原因究明を行い，記録する

2 アレルギー対応の献立を作成するとき

アレルギー対応食の献立を作成する場合，重要なポイントは「誰でも同じように調理できる」ということである．本項では，必要な情報を正確にかつシンプルに伝える方法についてまとめた．

a アレルギー対応食の献立作成の流れ

アレルギー対応食の献立を作成する場合，アレルギー対応食一覧の作成，献立表作成，献立表の確認など，各工程での事故発生要因を整理し，予防措置方法をまとめた（表 1）．

表 1　アレルギー対応食専用献立作成の流れ（例）

実施項目	想定される事故発生要因	予防措置
アレルギー対応食一覧を作成（表 2）	• アレルギー対応食一覧の記載ミス	• 生活管理指導表と照合する • 作成者以外のアレルギー対応食担当者とダブルチェックを行う
普通食の献立表を作成	－	• 使用する食材・食品のアレルギー情報を確認する
アレルギー対応食専用献立表作成（表 3）	• 献立作成忘れ • 原因食物を含む食材の使用	• アレルギー対応食一覧と照合 • 食材・食品のアレルギー情報を確認する • アレルギー対応食担当者とダブルチェックを行う
予定献立表の作成	• 成分の記載ミス	• アレルギー対応食一覧とアレルギー対応食専用献立表を照合 • アレルギー対応食担当者とダブルチェックを行う
献立表の確認	• 担任にアレルギー対応食に関する情報が伝達されない	• 献立会議などで，担任と献立内容と提供方法について確認する
保護者へ予定献立表の配布	• 保護者への伝達ミス • 給食を代替する弁当を忘れる	• 予定献立表はコピーをとり，担任や配膳担当者，保護者，給食担当者が同じ予定献立表で管理する

b アレルギー対応食一覧作成

献立作成担当者や調理担当者へのアレルギー対応が必要な園児・児童生徒に関する正しい情報の伝達は重要である．不適切な情報の伝達は，誤食事故を誘発する要因となる．生活管理指導表より「アレルギー対応食一覧」（表 2）を作成し，必要十分な情報のみとし，個人によって判断基準が異なるような表現にならないよう注意する．

アレルギー対応食に関する調理室内で必要な情報（表 2）

① 帳票作成日
- 誤って古い情報でアレルギー食対応を行わないよう情報更新日を記載する.

② 学校名（施設名）・クラス
- 提供先を明記する.
- 特に給食センターでは，配送校・施設の配送順によって配送時間が異なるため，注意をする.

③ 氏名・性別
- 同姓同名や読み難い名前に注意するため，名前に読み仮名，性別を記載する.

④ 原因食物
- 除去対応が必要な原因食物に合わせて記入欄を作り，除去するものに「×」を入れる.

⑤ アナフィラキシーの既往
- アナフィラキシーの既往歴がある場合は，原因食物を記入する.

⑥ アレルギー用ミルク
- 保育所や幼稚園などでアレルギー対応ミルクを使用する場合，記入欄を作成する.

⑦ 備考（その他の伝達事項）

c 普通献立作成

食材・食品のロスを減らしたり作業効率を上げるため，普通食からアレルギー対応食へ展開することを意識し普通食の献立作成を行うことで，献立作成時間が短縮される上，調理室内の作業量を低減化できる. 特にアレルギー対応が必要な園児・児童生徒が複数いる場合や除去が必要な原因食物の種類が多い場合は，調理機器や器具を考慮し，使用する食材や料理法を決定する必要がある.

普通食の献立作成時のポイント

① 一部の調理機器や器具に調理作業を集中させない.

同じ調理機器を使用することで動線や作業工程が複雑になり，コンタミネーションや食材・食品の使用ミスのリスクが高くなる.

◆**動線が複雑になる献立の組み合わせ（例）**

魚の揚げ煮（フライヤー）と大学芋（フライヤー），焼き魚（スチームコンベクション）と焼売（スチームコンベクション）など

② 同じ原因食品を複数の料理に使用しない.

同じ原因食物を複数の料理に使用すると，複数の料理でアレルギー対応食の提供が必要となり，料理の提供間違いなどのリスクが高くなるため，使用する食材・食品に配慮する.

◆**アレルギー対応が多くなる献立の組み合わせ（例）**

ハンバーグ（つなぎの卵）とかき玉汁（卵），八宝菜（エビ）とエビ焼売（エビ），クリーム

表2　アレルギー対応食一覧　(例)

同姓同名の人がいる場合や名前の読み方が難しい場合は，名前の前に番号をつけ管理をする

原因食物は，該当する食材のみの表記に変更可能

①　●●学校給食センター

年　　月　　日作成

【給食対応】

	② 学校名	② クラス	③ 氏名	③ 性別	④原因食物（除去が必要な食材に「×」をつける）								原因食物数	⑤ アナフィラキシー	⑥ アレルギー用ミルク	⑦ 備考 (エピペン®の所持など)
					卵	乳	小麦	ソバ	落花生(ピーナッツ)	エビ	カニ	その他				
1	第一小学校	1年2組	田中(タナカ) 綾(リョウ)	男	×	×							2	卵		
2	第一小学校	4年1組	田中(タナカ) 稜(リョウ)	男	×		×	×					3			
3	第一小学校	6年1組	鈴木(スズキ) 宏美(ヒロミ)	男						×	×		2			
4	第二小学校	2年2組	加藤(カトウ) 絢(アヤ)	女	×							大豆，魚卵	3			
5	第二小学校	2年2組	田中(タナカ) 遥(ヨウ)	女		×			×				2	落花生		
6	第三小学校	4年2組	鈴木(スズキ) 広美(ヒロミ)	女			×	×					2			
7	さくら保育園	たんぽぽ	鈴木(スズキ) 彩(アヤ)	女	×	×							2	牛乳	MA-1	
8	さくら保育園	ゆり	加藤(カトウ) 凛(リン)	男		×							1			
9	おひさま幼稚園	ぱんだ	斉藤(サイトウ) 朱音(アカネ)	女	×	×							2			
10																
人数計					5	5	2	2	1	1	1					

保育所など「アレルギー用ミルク」を使用している場合は，この欄を作成する

シチュー（小麦）とマカロニサラダ（小麦）など

③ 新規発症を引き起こす可能性の高い食材への配慮.

落花生，キウイフルーツなど，新規にアレルギーを発症するリスクの高い食材を使わない，または使う頻度を減らすなどの配慮を行う.

④ 食べたことのない食物は使用しない.

未摂取の食物で発症するリスクを避けるため，原則として未摂取の食物を除いて献立を作成する（配慮が必要な食材：カシューナッツなどの種実類やビワなど旬の短い果物）.

⑤ 人の少ない土曜日や日曜日，新年度などは人為的ミスが起こりやすいので，食物アレルギーの対応頻度が高い原因食物（卵・牛乳・小麦・魚・落花生）を使用した献立を提供しない.

土曜日や日曜日は，調理担当者や園の担当者も慣れていない人が担当する場合も多く，誤食事故が発生するリスクが高くなる．また，新年度もアレルギーをもつ園児・児童生徒の把握ができてない，新たに原因食物が変更になるなど誤食事故のリスクが高くなる．誤食事故のリスクが高くなる時は，原因食物を使用しない献立を取り入れるなど工夫する.

d アレルギー対応食専用献立表作成

アレルギー対応食専用献立表（**表 3**）は，安全にアレルギー対応食を提供するために，誰が見てもわかりやすく表現する．また，思い込みによる誤配事故を避ける工夫が必要である.

誤食事故事例 ①のような献立表の管理手法は，アレルギー対応食担当者のみの判断に頼った方法であり，誤食事故を発生させるリスクが高くなる.

表 3 のように，除去する食材や代替する食材がわかるような献立表を目指す.

誤食事故事例 ①

栄養士よりアレルギー対応食は，献立表にマーカーをひいた食材を除いて調理し，提供するよう指示があった．栄養士が牛乳につけるマーカーの色を間違えたため，調理員が原因食物である牛乳を除去せず給食を提供した.

●原　因

・栄養士が事前に決められていたルールどおりの色でないマーカーでしるしをつけた.
・マーカーをつけた後にダブルチェックで確認しなかった.
・調理員がマーカーの色だけに頼り，除去食材を確認せずに食材を使用した.
・調理開始前に原材料の確認を怠った.

表３ アレルギー対応食専用献立表（例）

園長	責任者	作成者
田中	吉田	加藤
2019/3/15	2019/3/8	2019/2/28

②アレルギー対応食を提供する園児・児童生徒のクラスと名前，除去が必要な原因食物名

④調理前の食材確認チェック欄

2019年４月１日（月）

	①普通食献立			組	たんぽぽ			組	すみれ			組	ひまわり		
				氏名	吉田花子			氏名	田中次郎			氏名	鈴木芳郎		
				原因食物	卵除去			原因食物	乳除去			原因食物	卵・小麦除去		
	料理名	材料名	分量(g)	献立名	材料名	分量	確認	献立名	材料名	分量	確認	献立名	材料名	分量	確認
昼食	ご飯	米	50				✔				✔				✔
	スープ	じゃがいも	20				✔				✔				✔
		人参	5				✔				✔				✔
		玉葱	15				✔				✔				✔
		アスパラカス	15				✔				✔				✔
		コンソメ	1.5				✔		コンソメ→トマトピューレ	15	✔				✔
	鶏肉のピカタ	鶏もも	40	鶏肉のソテー			✔				✔	鶏肉のソテー			✔
		卵	15		卵　→　除く	0					✔		卵　→　除く	0	
		小麦粉	5				✔				✔		小麦粉→片栗粉	5	✔
		塩	0.3				✔				✔				✔
		こしょう	0.1				✔				✔				✔
		油	6				✔				✔				✔
	トマトとレタスのサラダ	トマト	30				✔				✔				✔
		レタス	15				✔				✔				✔
		わかめ(生)	10				✔				✔				✔
		しらす干し	10				✔				✔				✔
		酢	4				✔				✔				✔
		砂糖	1				✔				✔				✔
		醤油	1				✔				✔				✔
		油	2				✔				✔				✔
	牛乳	牛乳	100				✔	豆乳	牛乳　→　豆乳	100	✔				✔
おやつ	果物	バナナ	30				✔				✔				✔
⑤調理盛り付け終了チェック欄				調理確認者	田中	盛付確認者	上田	調理確認者	上田	盛付確認者	田中	調理確認者	田中	盛付確認者	上田

③アレルギー対応食の献立名・食材・分量

正しく調理を行ったか確認後サインをする

トレイセット後，確認する

e アレルギー対応食の献立作成

普通食からアレルギー対応食の献立へ展開を行う場合，調理室内が煩雑化しないよう工夫が必要である．

アレルギー対応食の献立作成ポイント

① 複数の原因食物に対応できる献立とする．
- 原因食物が複数ある場合は，すべての原因食物に対応できる献立（料理）を作成するなど，作業の煩雑化を防ぐ工夫を行う．

例：卵アレルギーと小麦アレルギーをもつ園児への献立
➡ ハンバーグに使用する卵とパン粉（小麦）を長芋に変更

② 原因食物がわかりやすい献立名にする．
- 原因食物を判断できる献立名にする．

例：ハンバーグ ➡ チーズ入りハンバーグ
すまし汁 ➡ ウズラ卵のすまし汁　など

③ 使用する調理機器や器具を考慮する．
- 調理機器や調理器具の使い回し（一度使用した調理器具などを洗って使用）をしなくてもよい献立にする．こうすることで洗い残しによる原因食物が混入するリスクが軽減される．

アレルギー対応食の献立作成・管理手順

① 普通食の献立に使用している食材・食品に原因食物が含まれていないか，アレルギー情報を確認する．
- アレルギー情報が明確でない加工品や調味料の使用は控える．

② 原因食物が含まれる食材・食品を除き，献立を作成する．
③ 使用食材の分量を確認し，普通食と同じボリュームになるよう考慮する．
④ 作成したアレルギー対応食専用献立表は，アレルギー対応食担当者など複数で確認する．
- 原因食物が入っていないか．
- 献立表の表記はわかりやすいか．
- 分量は適切か．
- 作業工程や動線に無理がないか　など．

f 予定献立表作成

アレルギー対応は，調理室内での調理のみではなく，間違いなく食物アレルギーをもつ園児や児童生徒に給食が届けられ，安全に喫食して完結する．そのために予定献立表を作成し，担任や調理員，配膳員，保護者が給食室で使用している情報と同じ情報を共有する必要がある（表 4）.

予定献立表作成・確認手順

① 提供日ごとに献立名を記入する.
② 食材・食品の成分（原材料）を記載する.
③ 加工食品やドレッシングなどを使用する場合は，食品の原材料をすべて表記する.
④ 作成した予定献立表をアレルギー対応食担当者など複数で確認する.

- アレルギー対応食専用献立表と予定献立表を照合する（献立名・食材・食品の転記ミスがないか）.
- 予定献立表にわかりづらい表現がないかを確認する.
- 確認した予定献立表は，コピーし関係者に配布して情報共有する.

表 4　○月予定献立表（例）

クラス	たんぽぽ	氏　名	吉田　花子	除去食品	卵

日	曜	普通食			アレルギー対応食	
①			献立名	②　原材料	献立名	原材料
1	月	昼　食	ご飯	ご飯	ご飯	変更なし
			スープ	じゃがいも，人参，たまねぎ，アスパラガス，コンソメ（乳）	スープ	変更なし
			鶏肉のピカタ	鶏もも，卵，小麦，塩，こしょう，油	鶏のソテー	鶏もも，小麦，塩，こしょう，油 ③
			トマトとレタスのサラダ	トマト，レタス，わかめ，しらす干し，酢，砂糖，醤油，油	トマトとレタスのサラダ	変更なし
			牛乳	牛乳	牛乳	変更なし
		おやつ	バナナ	バナナ	バナナ	変更なし
2	火	昼　食	ご飯	ご飯	ご飯	変更なし
			キャベツの味噌汁	油揚げ，キャベツ，味噌，煮干し	キャベツの味噌汁	変更なし
			サバの味噌煮	サバ，生姜，味噌，味醂，醤油，砂糖	サバの味噌煮	変更なし
			ひじきの炒り煮	大豆，ひじき，人参，昆布，油，醤油，味醂，酒	ひじきの炒り煮	変更なし
		おやつ	牛乳	牛乳	牛乳	変更なし
			プリン	卵，牛乳，砂糖，バニラエッセンス	ゼリー	りんごジュース，砂糖，ゼラチン ③

④

確認	○○	△△

g 保護者への予定献立表の配布

予定献立表は，保護者と共有する．特に一部弁当対応*の園児，児童生徒は献立の確認不足で弁当を忘れることがないよう，保護者に確認する．

＊一部弁当対応とは：安全なアレルギー対応食の提供ができない場合，原因食物を含む献立は提供せず，その献立のみ代替する食事を自宅から持参する．

予定献立表配布方法

① 予定献立表はコピーをしたものを保護者に配布する（担任や配膳員と同じもの）．

② 予定献立表に変更があった場合は，変更内容を記入し，新たにコピーしたものを配布する（最新の情報を明確にするため，変更日を記入する）．

③ 保護者が予定献立表の内容を確認し，変更が必要な場合は園や学校に伝達する（変更内容は予定献立表に記入後，コピーしたものを園や学校に提出する）．

誤食事故事例 ②

給食でのアレルギー対応ができないため弁当を持参するよう保護者に依頼していたが，保護者が弁当持参日を勘違いし弁当をもたせるのを忘れた．児童は当日弁当を持参していないことから，給食を食べてよい日だと思っていた．弁当をもってきていないため，担任も給食を提供するものと勘違いし予定献立表を確認せずその児童の原因食物が入った給食を提供した．

●原　因

・保護者が予定献立表の確認を怠った．

・担任が予定献立表の確認を怠った．

アレルギー対応食を調理するとき

安全なアレルギー対応食を提供するためには，アレルギー対応食担当者のみではなく，全スタッフが手順を理解した上で，それぞれの役割を遂行することが大切である．本項では，一日の流れに沿って工程ごとにポイントをまとめた．

調理に使用する調理機器や器具の洗浄・消毒や管理方法については，大量調理施設衛生管理マニュアル（厚生労働省），学校給食衛生管理基準（文部科学省）に従って行う．

a 検収時

食材・食品を検収する場合は，納品時の温度や賞味期限・消費期限，包装，異物，鮮度の確認のほか，発注したものが正しく納品されているかを確認する．同じ商品名でも製造元により使用する原材料が異なり，原因食物が含まれる食材が納品されることがあるため，十分に注意する．誤って指定した製造元，商品名が違う食材・食品が納品された場合は，検収担当者から報告をもらい，独自の判断で使用しないよう周知を行う．

検収時に注意するポイント（図 1）

① 発注時に指定した製造元，商品名の食材・食品が納品されたか確認する．

② 指定した製造元，商品名とは異なる食材・食品が納品された場合は，製造元に原材料を確認する．

③ 献立表に記載した食材・食品以外のものを使用する場合は，アレルギー対応食専用献立表に変更の内容を記載する．

図 1　検収　アレルギー表示を確認する

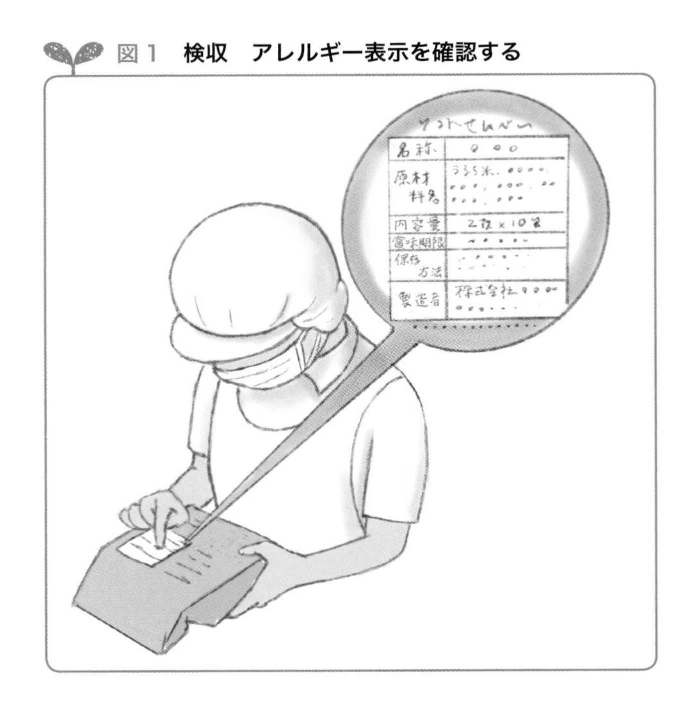

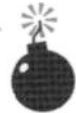

インシデント事例 ①

製造元，商品名を指定して発注を行ったが，販売先が誤ってほかの製造元の同じ商品名のものを納品した．納品伝票は発注書どおりであったため，気がつかず商品を受け取った．

●再発防止策

- 検収時には，発注書と納品伝票の製造元，商品を照合する．

●インシデント発生時の具体的な対応方法（例）

- 検収担当者は，責任者に報告する．
- 責任者は，販売先に商品の交換が使用日までに可能か確認をする．
- 商品の交換が可能な場合は，誤って商品を使用しないよう保管場所を変え，全スタッフに周知する．
- 商品の交換ができない場合は，製造元に原材料（アレルギー物質）を確認する．
- 誤って納品された商品の使用が可能な場合は，アレルギー対応食専用献立表に変更した商品名を記載する．
- 誤って納品された商品が使用できない場合は，原因食物を含まない食材・食品の変更や調理法の変更を行い，アレルギー対応食専用献立表に記載する．
- アレルギー対応食専用献立表に記載されていない食材・食品を使用する場合は，アレルギー対応食専用献立表の変更を行い，全スタッフに周知する．

b 食材・食品の管理

食材・食品は検収後，決められた保管場所に速やかに保管する．保管場所は，食材・食品ごとに区分する．特に，卵や牛乳のように原因食物となる頻度の高い食品や小麦粉のように飛散により混入する可能性の高い食品の取り扱い方法も考慮して管理する．

食材・食品の管理ポイント （図 2）

① 保管場所は定期的に清掃を行い，整理整頓する．
② 保管場所は食材・食品ごとに保管区分を決め，区分表示をする．
③ 小麦粉などの粉類のように飛散する食材は，蓋つきの容器に保管をする．
④ 小麦粉などの粉類を計量する際に使用するスコップなどは，他の食材と兼用せず，使用の都度洗浄・消毒する．
⑤ 開封後の食材・食品は蓋つきの容器やポリ袋に保管する．
⑥ アレルギー対応食に使用する調味料は，普通食と区分し，専用の容器に入れる．

図2　食材・食品の管理

保管区分表示例

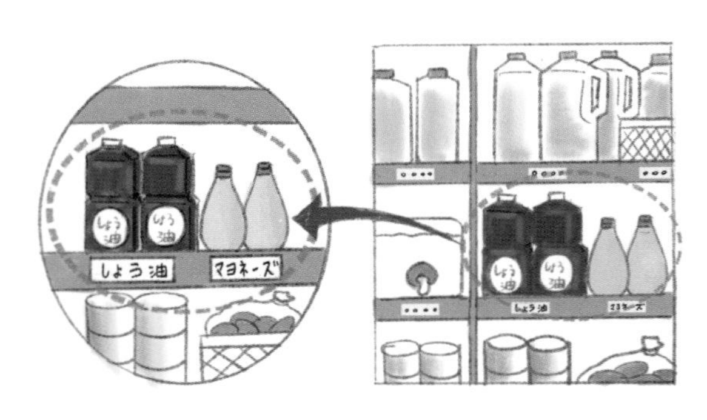

アレルギー対応食用中心温度計

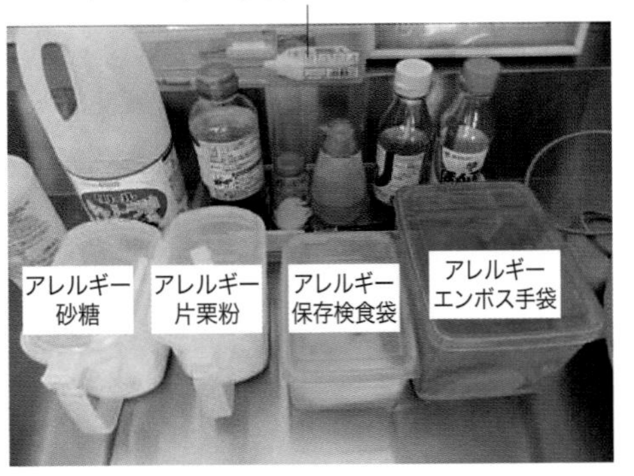

インシデント事例②

「麩」を開封後，保管状況が悪く袋から麩がこぼれ出ていた．

再発防止策

- 食材・食品を開封し，残った場合は蓋つきの容器またはポリ袋に入れ袋の口をしっかり締める．
- 開封した食材・食品を保管する場所を決める．
- 作業終了時に食材・食品の管理状況を確認する．
- 在庫食材・食品の確認を行う際，管理状況を確認する．
- 食材・食品の保管場所の清掃を計画的に実施する．

インシデント発生時の具体的な対応方法（例）

- こぼれ出た食材は廃棄する．
- 保管場所に保管されている食材・食品の外包材の表面を拭き取る．
- アレルギー対応食に使用する食材・食品に付着または混入している可能性があるものは使用しない．
- 保管場所の換気を行いながら清掃・消毒をする．

c　朝礼での確認

原因食物の誤使用やアレルギー対応食の誤配を防ぐために，前日までにアレルギー対応食に必要な情報を全スタッフに周知する．朝礼では時間に限りがあるため，最低限必要な情報を端的に伝達し，前日までに周知した内容の再確認を行う．

朝礼で確認するポイント（図3）

①当日のアレルギー児の出席情報（登園・登校）を確認する．

②献立の確認をする．

- 保育所・学校（施設名）・クラス・アレルギー対応食対象児名
- 注意する原因食物は？その取り扱いは？

- 誰がアレルギー対応食を担当するのか（作業工程上途中で担当者が交代する場合は，使用食材やアレルギー対応食の保管場所などの申し送り内容を伝達するタイミングを確認する）.
- アレルギー対応食と普通食の作業順番を確認する.
- アレルギー対応食に使用する調理器具を確認する.
- アレルギー対応食専用献立とアレルギー対応連絡票に間違いがないことを確認する.

図3　朝礼

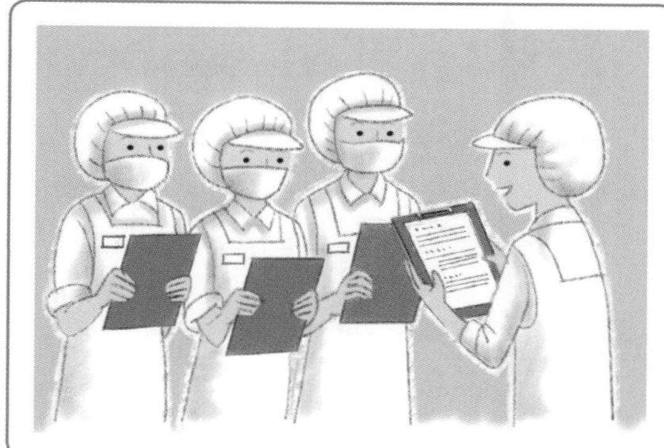

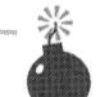

インシデント事例 ③

朝礼時，使用食品変更の伝達を忘れたため，誤って納品された原因食物を含む食品を使用し，調理を行った.

●再発防止策

- 朝礼時に伝達する事項を伝達ノートにまとめ，説明を行う.
- 調理担当者は，アレルギー対応食専用献立表およびアレルギー対応連絡票と伝達ノート（朝礼での伝達事項）を照合する.
- アレルギー対応食専用献立表やアレルギー対応連絡票の記載内容と異なる伝達が行われた場合は，必ず確認をする.

●インシデント発生時の具体的な対応方法（例）

- 原因食物が含まれた食品が使用された料理は提供しない.
- 在庫しているものより代替できる食材・食品を確認し，代替献立を作成する.
- 代替する食材・食品を準備できない場合は，他の料理の提供量を増やし，無理に料理を提供しない.
- 提供内容の変更は，アレルギー対応食専用献立表とアレルギー対応連絡票に記載し，全スタッフのほか，施設責任者や配膳担当者へ報告する.

d 下処理

作業工程表で作業を確認し，注意が必要な工程を事前に下処理担当者が理解することで，原因食物の誤使用や混入を防止する.

また，計量や下処理作業前には食材・食品の原材料を確認し，原因食物が記載されている場合は責任者に報告をすること，独自の判断で食材・食品を使用しないことを調理スタッフに周知する.

下処理時に注意するポイント（図4）

① 献立表に記載されている食材・食品以外は取り扱わない.

② 使用する食材・食品の原材料を確認する.

③ アレルギー対応食に使用する食材・食品は普通食に使用する食材・食品とは別に保管する.

④ 原因食物の混入を防ぐため，アレルギー対応食に使用する食材・食品は蓋つきの容器に保管する.

⑤ 調理器具はよく洗い，消毒する.

⑥ 原因食物を含む食材・食品の戻し汁やゆで汁は，ほかの食材・食品や調理器具に付着しないよう移動させる．または容器に蓋をする.

図 4　下処理

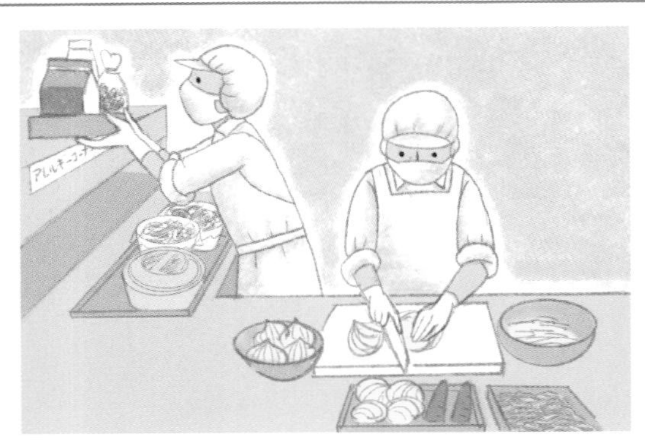

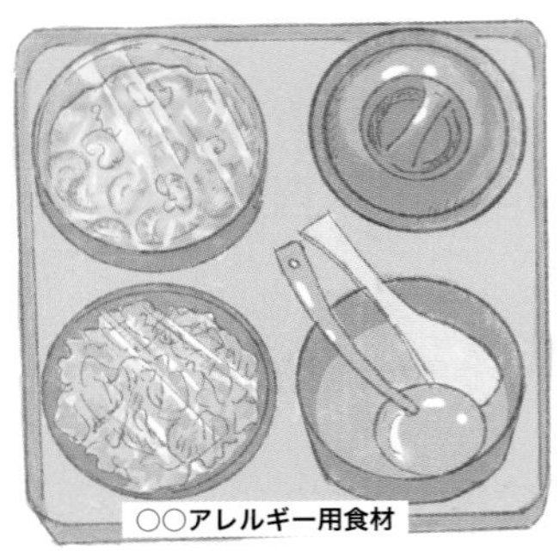

アレルギー対応食用に分けた食材

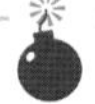

インシデント事例 ④

献立表では普通食とアレルギー対応食は同じドレッシングを使用するよう記載がされていたが，製造元による原材料変更が行われていた．ドレッシングに原因食物が含まれていることに気付かずに調理した.

再発防止策

- 検収時に原材料を確認する.
- 食材・食品計量時に原材料を確認する.

インシデント発生時の具体的な対応方法（例）

インシデント事例 ③と同じ.

e 調理時

煮物や焼物，蒸し物，揚げ物，炒め物，和え物のように調理方法によって注意するポイントを整理する．特に調理作業中に普通食からアレルギー対応食の食材を取り分ける工程がある場合は，事前に注意するポイントを調理担当者に伝達する.

また，集団給食施設での揚げ物油の再使用は，保管管理が難しく原因食物が混入している可能性が高いことから使用しないなど，調理作業ごとに手順を決める.

調理作業で注意するポイント （図 5）

① 献立表に記載されている食材・食品以外は取り扱わない．

② 使用する食材・食品の原材料を確認する．

③ アレルギー対応食を普通食より先に調理する．

④ 使いすて手袋は作業ごとに交換する．

⑤ 油は常に新しい物を使用する．

⑥ 調理器具はよく洗い，消毒する．

図 5 **調理**

スープ（カニ蒲鉾入り）

普通食とアレルギー対応食は別に調理を行う．

【除去例（カニ除去の場合）】
・カニ蒲鉾➡白身魚や豆腐に変更

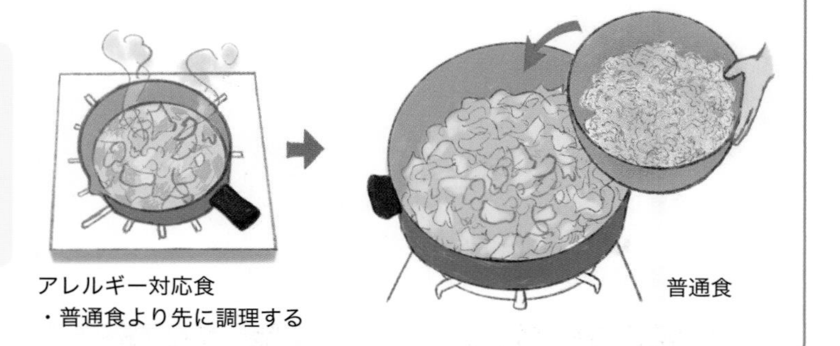

インシデント事例 ⑤

同じ食材をアレルギー対応食と普通食に使用する献立となっていた．下処理時にアレルギー対応食用に食材を取り分けずに，普通食にすべての食材を使用したため，調理中の鍋より食材から取り出し，洗って調理した．

●再発防止策

- アレルギー対応食に使用する食材の保管場所を決める．
- 下処理担当者にも，アレルギー対応食の献立表を周知する．
- アレルギー対応食は普通食より先に調理を開始する．
- 調理開始前にすべての食材がそろっているかを確認する．
- アレルギー対応食の提供手順について，アレルギー対応食担当者に指導する．

※栄養管理パソコンに下処理一覧表の作成機能がある場合は，献立作成時よりアレルギー対応食専用献立表と連動し「下処理作業表」を出力するなど，対応を検討する．

●インシデント発生時の具体的な対応方法（例）

インシデント事例 ③と同じ．

f 盛り付け時

アレルギー対応食と普通食の盛り付け間違いを防ぐため，アレルギー対応食と普通食を容易に識別できるよう，食器やトレイを色で分けるなどの対策をする．また，盛り付け終了後，アレルギー児ごとにトレイセットを行い，提供料理の確認を行うことで，誤配を未然に防ぐ．

盛り付け時に注意するポイント（図 6）

① 献立表に記載されている食材・食品以外は取り扱わない．
② アレルギー対応食を普通食より先に盛り付けする．
③ 使いすて手袋は作業ごとに交換する．
④ 異物や原因食物混入を防ぐため，盛り付け後にラップをする．
⑤ ラップ後，個人が認識できるよう油性のマジックなどでクラス・氏名を記入する．
⑥ アレルギー対応食専用の食器やトレイを使用する．
⑦ 調理器具はよく洗い，消毒する．

図 6　盛り付け（専用食器トレイの色分け例）

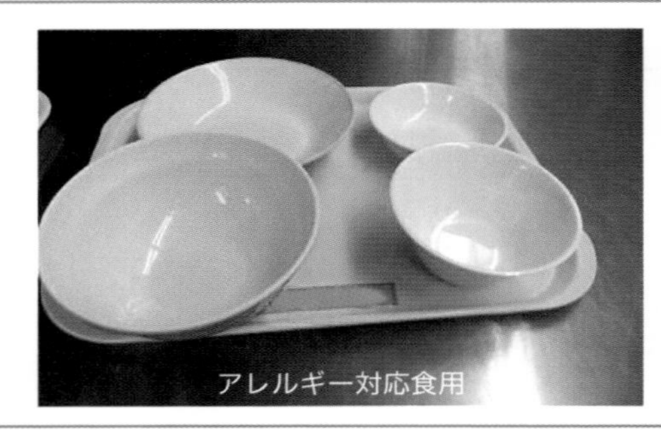

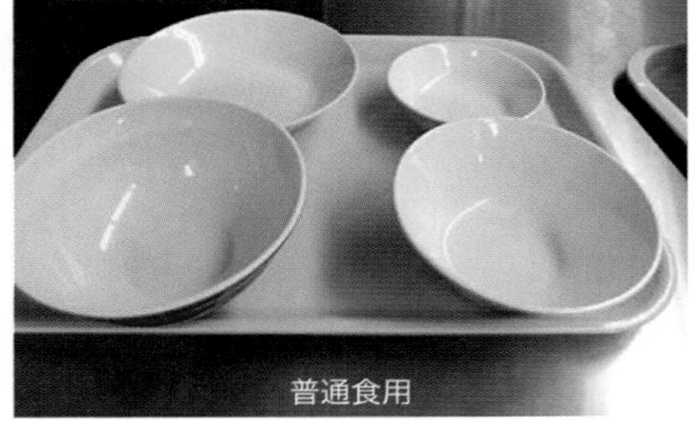

インシデント事例 ⑥

盛り付けを完了した給食を保管する場所で他の作業を行い使用していたため，いつもと違う場所にアレルギー対応食を保管した．盛り付け担当者がトレイセット担当者に他の場所に保管したことを伝達し忘れたため，トレイセット担当者は，普通食をセットし，提供した．

●再発防止策

- 動線図に記入されている場所以外で作業は行わない．
- 作業ごとに担当者が代わらない作業工程表を作成する．やむを得ず担当者が交代する場合は，アレルギー対応食専用献立表に食材の保管場所を記載し，申し送りを行う．
- トレイセット担当者は，提供料理とアレルギー対応食専用献立表，食札，アレルギー対応連絡票を照合する．

●インシデント発生時の具体的な対応方法（例）

- トレイセット担当者は盛り付け担当者に料理の保管場所を確認し，アレルギー対応食をセットする．
- 盛り付けたアレルギー対応食がどれかわからなくなった場合は，その料理は提供しない．
  以下，インシデント事例 ③と同じ．

g 配膳前の確認

盛り付け後，トレイセットを行う．アレルギー対応食ごとに１人分の料理をすべてのトレイにのせて１食ずつ配膳することで，受け渡し後の誤食事故を防ぐことができる．

調理室の広さによって１食ずつ提供できない場合やアレルギー対応の料理のみを提供する場合は，確認方法を決め，決めた手順を周知徹底し，給食の渡し間違いによる誤食事故を防ぐ．

図７　配膳前チェック

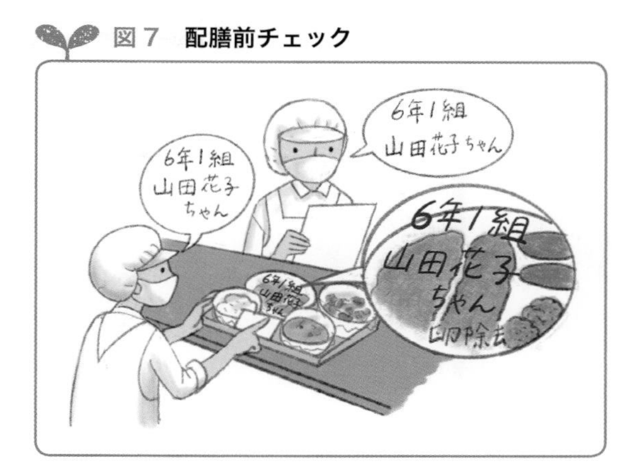

配膳前チェック時に注意するポイント（図７）

① トレイセットはいつも同じ場所で行う．

② アレルギー対応食専用献立表と提供料理，食札，アレルギー対応連絡票等を照合し，２名以上で指差し，声出し確認をする．

インシデント事例 ⑦

トレイセットの際に同じ名字の児童に違う原因食物を除去したアレルギー対応食をのせて提供した．

再発防止策

- １つの料理に複数の原因食物が入っている場合は，すべての原因食物に対応できる献立１種類にまとめる．
- 盛り付け後，ラップにはクラス，氏名，原因食物を明記する．

※給食センターなど，アレルギー対応食を多く提供している施設では，名前の見間違いを防ぐため学校名，クラス，原因食物のほか名前の前に番号を記載し対応する（図８）．

インシデント発生時の具体的な対応方法（例）

- 原材料，氏名を再確認し，料理を交換し，アレルギー対応食をセットし直す．
- 正しいアレルギー対応食がわからなくなった場合は，その料理は提供しない．

以下，インシデント事例 ③と同じ．

図８　食札例

学校	●●小学校
クラス	６年１組
氏名	８番　山田　花子
原因食物	卵

学校	●●小学校
クラス	６年２組
氏名	10番　山田　花子
原因食物	牛乳

番号を記載することで名前の見間違いを防ぐ．

4 アレルギー対応食を提供するとき

アレルギー対応食を間違いなく提供するために，給食の受け渡し時の確認も非常に重要である．受け渡し時の確認をアレルギー対応食担当者のみで行わず，担任や配膳員と複数で行うことで，どれがアレルギー対応食か，アレルギー対応食は誰に渡すのかを確認でき，誤配膳対策になる．本項では，アレルギー対応食の担任などへの受け渡しから，園児，児童生徒にアレルギー対応食が渡るまでの注意点や万が一誤配事故が起きたときの対応についてポイントをまとめた．

a アレルギー対応食受け渡し時

アレルギー対応食は，アレルギー対応食担当者から担任または配膳員へ直接渡す．受け渡しする際，必ず給食内容を声出し，指差しで確認する（図 1）．また，確認したつもりでも誤食事故を防げなかった事例も多く発生していることから，確認ポイントを明確にする必要がある．

◆受け渡し時の手順

① アレルギー対応食の受け渡しは，必ずアレルギー対応食担当者と担任または配膳員が立ち会う．
② アレルギー対応食の受け渡し時には，「アレルギー対応連絡票」（表 1）などを活用し，食札や献立表，給食と照合する．
③ アレルギー対応食を確認する場合は，アレルギー対応食担当者と担任または配膳員が，指を指しながら，献立内容を読み上げ確認を行う．
④ 受け渡し時の確認が終了したら，「アレルギー対応連絡票」に担当者名と受け渡しの時間を記入する．
⑤ 担任または配膳員は，アレルギー対応食と一緒に「アレルギー対応連絡票」を持参する．
⑥「アレルギー対応連絡票」は園児，児童生徒に給食を渡すまで，アレルギー対応食と一緒に担任または配膳員が管理を行う．
⑦ 普通食と同じ給食を提供する場合でも，「アレルギー対応連絡票」を作成し，同様の確認と管理を行う．

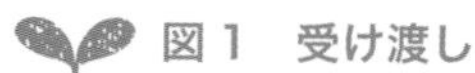
図１　受け渡し

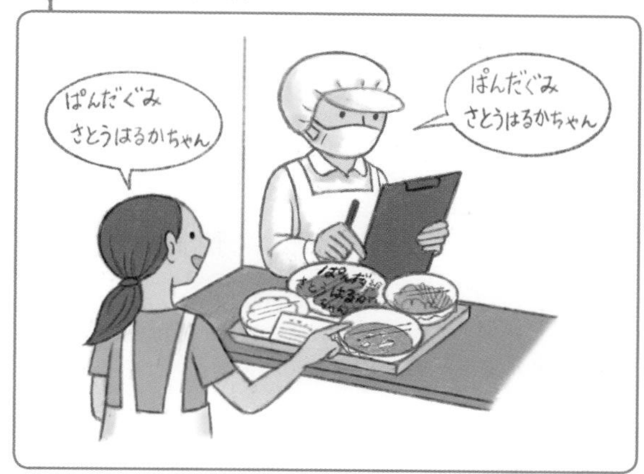

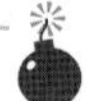
誤食事故事例 ①

サラダを冷蔵庫に保管していたが，アレルギー対応食受け渡しの際，サラダがついていないことに気がつき，普通食のサラダをトレイにのせた．今まで配膳ミスがなかったため，アレルギー対応食担当者と担任双方でのアレルギー対応食の確認を行わなかった．

●**再発防止策**

・提供する料理を冷蔵庫などほかの場所に保管する場合は，トレイに「アレルギー対応食用サラダは冷蔵庫保管」と記載したカードをのせる．
・料理をセットする場合はカードと交換する．
・サラダをトレイにセットする際，アレルギー対応食担当者と責任者など複数のスタッフが料理に間違いがないかをダブルチェックする．
・食事受け渡しの際の確認内容をアレルギー対応食担当者が担任に伝える．
・アレルギー対応食を担任に渡した後，アレルギー対応食担当者は責任者に報告する．

誤食事故事例 ②

教室までアレルギー対応食を運んだが，担任が不在のため手渡しできず，配膳ワゴンの下段に置き「アレルギー対応連絡票」はそのまま給食室に持ち帰った．担任は，アレルギー対応食が配膳ワゴンの下段にあることに気がつかず，普通食を児童に提供した．

●**再発防止策**

・アレルギー対応食は毎日専用のトレイにセットする．
・アレルギー対応児の給食提供は，専用のトレイにセットしたものだけを提供する．
・アレルギー対応食は必ずアレルギー対応食担当者より担任に「アレルギー対応連絡票」とともに受け渡す．
・担任は，「予定献立表」と「アレルギー対応連絡票」，「食札」を照合した後，アレルギー対応食を配膳する．

表1　アレルギー対応連絡票（保育所　例）

施設名 ① 関内さくら保育園
クラス　ぱんだ
氏名　さとう　はるか

施設名，クラス名，氏名

② 除去が必要な原因食物
卵

給食提供の有無を記録する

確認者のサインをする

日付	食事区分	食事有無	③ 普通食献立	③ アレルギー対応食献立	④ アレルギー対応食担当者	④ 担任	⑤ 受け渡し時間
4月1日(月)	昼食	(有)・無	ごはん かきたま汁 鮭のちゃんちゃん焼 南瓜の甘煮	→ 変更なし → すまし汁　卵除去 → 変更なし → 変更なし	田中	斉藤	11:45
	おやつ	有・(無)	牛乳 フルーツゼリー	→ 変更なし → 変更なし	ー	ー	早退
4月2日(火)	昼食	有・無	カレーライス ポテトサラダ (卵なしマヨネーズ使用) 人参のスープ	→ 変更なし → 変更なし → 変更なし			:
	おやつ	有・無	牛乳 枝豆	→ 変更なし → 変更なし			:
4月3日(水)	昼食	有・無	ごはん ワカメと豆腐の味噌汁 鶏の照り焼き ほうれん草の胡麻和え	→ 変更なし → 変更なし → 変更なし → 変更なし			:
	おやつ	有・無	牛乳 カステラ	→ 変更なし → ホットケーキ 卵除去			
4月4日(木)	昼食	有・無	ロールパン ホワイトシチュー ブロッコリーサラダ オレンジ	→ ごはん → 変更なし → 変更なし → 変更なし			:
	おやつ	有・無	牛乳 焼きおにぎり	→ 変更なし → 変更なし			:
4月5日(金)	昼食	有・無	お弁当の日	／			:
	おやつ	有・無	牛乳 焼き芋	→ 変更なし → 変更なし			:

・1週間分記載する
・献立表，食札と照合する
・2名で記載内容を確認する

給食がない日は斜線を入れる

連絡事項 ⑥
4/1：発熱のため13時で早退

早退や欠席などの連絡事項を記載する

担任	アレルギー対応食担当者
.　.	.　.

給食センターから学校へ配送するときの注意ポイント

- 「アレルギー対応連絡票」とアレルギー対応食を配膳した配送用のランチボックスは一緒に保管する．
- アレルギー対応食はすべて同じ場所に保管する．
- 配送を担当する可能性があるスタッフは，アレルギー対応食の受け渡し方法についての教育を受ける．
- 当日担当者が変更した場合は，申し送りを行う．

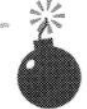

誤食事故事例 ③

配送員が休んだため，調理員が代わりに給食の配送を行った．アレルギー対応食の保管場所は配送車によって違っており，調理員は初めて運転をした配送車のため保管場所を認識していなかった．

配送担当者は，アレルギー対応食が配送車に積載されていることを知らず，配膳員にアレルギー対応食を渡さず給食センターへ戻った．下膳をするために配送車の点検を行ったところ，アレルギー対応食を発見した．

栄養士に報告し，学校へ連絡したところ，すでに普通食を喫食していた．担任は給食に原因食物が入っていないと勘違いし，普通食を提供していた．

●**再発防止策**

・配送車のアレルギー対応食保管場所を全車で統一する．
・配送車の運転を行う可能性のあるスタッフ全員に，受け渡し時の確認方法についての研修を行う．
・アレルギー対応食はアレルギー対応がない日も同じようにランチボックスで給食を配膳する．
・アレルギー対応食は必ずアレルギー対応食担当者から配送員，配膳員，担任に「アレルギー対応連絡票」とともに受け渡す．
・担任は，「予定献立表」と「アレルギー対応連絡票」，「食札」を照合した後，アレルギー対応食を配膳する．

b アレルギー対応食配膳時

給食配膳時の共通ポイント

- 「予定献立表」と「アレルギー対応連絡票」，「食札」を給食と照合する．
- アレルギー対応食の提供がない場合でも「アレルギー対応連絡票」に給食内容を記載し，申し送りを行う．
- 普通食とアレルギー対応食のトレイや食器の色を変える．
- アレルギー対応食は喫食開始直前までラップを外さない．またはランチボックスから食器の移しかえを行わない．

保育所・幼稚園での給食配膳時の注意ポイント

共通ポイントのほか，保育所や幼稚園で給食配膳時の注意ポイントは以下のとおり．

- 食物アレルギーをもつ園児の座席は保育士または教諭のそばにする．
- アレルギー対応食は最後に配膳をする．
- 給食の配膳ワゴンは園児の手の届かない場所に置き，配膳を行う．
- 給食喫食後，給食の食べこぼしは速やかに清掃する．

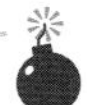

誤食事故事例④

食物アレルギーをもつ園児が，隣に座る園児と給食を交換して食べた．

●再発防止策

・アレルギー対応食は最後に配膳する．
・アレルギー対応食を喫食する園児の座席を，保育士の隣の席にする．
・普通食とアレルギー対応食を見分けることができるよう，トレイや食器の色を変える．

誤食事故事例⑤

給食配膳時に配膳ワゴンにのせた普通食をアレルギーをもつ園児が食べた．

●再発防止策

・食物アレルギーをもつ園児が複数在籍するクラスは，給食配膳時に保育士を増員する．
・配膳ワゴンには必ず保育士が待機する．

誤食事故事例⑥

おやつに提供した卵入りクッキーの食べこぼしが床に落ちていた．卵アレルギーの園児がそれを拾って食べた．

●再発防止策

・アレルギー対応食を喫食する園児の座席を，保育士の隣の席にする．
・給食およびおやつ喫食後，テーブルや床に落ちている食材や食べかすは提供の都度清掃する．

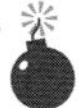

誤食事故事例⑦

土曜日のため，担任以外の保育士がアレルギー対応食を受け取りにきた．

「予定献立表」と「アレルギー対応連絡票」，「食札」と給食を照合し給食を渡したが，別の原因食物の同じ名前の児のアレルギー対応食を誤って入れ違えて配膳し喫食させた．

●再発防止策

・土曜日や日曜日など，調理員や保育士の人数が少ない日は，原因食物を含まない献立を作成する．
・食札に園児の写真を添付する．
・アレルギー対応食を照合する場合は，フルネームで確認する．

学校での給食配膳時の注意ポイント

共通ポイントのほか，学校での給食配膳時の注意ポイントは以下のとおり．

- アレルギー対応の提供はいつも同じ配膳方法で行う．
- アレルギー対応食は，最初に児童生徒に配膳する．
- 児童生徒本人が給食室に給食を受け取りに来る場合は，クラスや氏名を確認する．

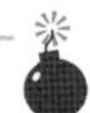

誤食事故事例 ⑧

担任が給食室にアレルギー対応食を受け取りにこないことを配膳担当者が責任者を通じ栄養士に報告した．

栄養士はアレルギー対応食を教室まで運んだが，アレルギー対応児童はすでに普通食を喫食していた．

●再発防止策

・担任はアレルギー対応食配膳時に「予定献立表」，「アレルギー対応連絡表」と給食を配膳時に照合する．

誤食事故事例 ⑨

普通食の配膳時に給食が足りなくなった．担当教諭が全員の給食から少しずつ足りない分を取り分けた．アレルギー対応食も同じトングで給食を取り分けたため，原因食物である卵が給食に混入した．

●再発防止策

・担任は給食配膳時に「予定献立表」，「アレルギー対応連絡表」を確認する．
・普通食とアレルギー対応食に使用するトレイや食器の色を変える．
・アレルギー対応食は喫食直前までラップを外さない．

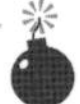

誤食事故事例 ⑩

給食当番の生徒がアレルギー対応食の食器にかかっているラップを誤って外し，そのまま配膳ワゴンに置いた．給食が余ったため，アレルギー対応食の食器に余った給食を追加で盛り付けた．

アレルギーをもつ生徒は誤って普通食が追加されていることに気がつかず，給食を喫食した．

●再発防止策

・アレルギー対応食は，最初に生徒に配膳する．
・担任と食物アレルギーをもつ生徒は，給食配膳時に「予定献立表」，「アレルギー対応連絡表」を確認する．
・普通食とアレルギー対応食のトレイや食器の色を変える．
・アレルギー対応食は喫食直前までラップを外さないことを生徒にも周知する．

c 給食時間

給食時間の活動で誤って原因食物を摂取することがあるため，誤食事故対策を検討する．

① 給食当番や使用食器の片付け

- 給食に含まれる原因食物を「予定献立表」で確認する．
- 食物アレルギー児は，原因食物を使用していない料理の盛り付けをする．

② リサイクル活動

- 牛乳アレルギー児がいるクラスは，牛乳のパックの回収はリスクの高い活動になるため，クラスで行う活動を考慮する．

③ お楽しみ給食やバイキング給食

- 食物アレルギー児用に先に料理を盛り付ける．
- 全員がお楽しみ給食やバイキングに参加できるよう，原因食物を使用しない献立を工夫する．

④ 交流給食

- 第三者が食育活動に参加する場合は，参加者に食物アレルギーについて事前に説明し，食事を分けたり交換するなどの行為を行わないよう注意する．
- 食物アレルギー児がいるテーブルには，食物アレルギーを理解している担任や栄養士が同席する．

d 誤食事故が発生した時の対応

インシデントや誤食事故が発生した場合は，状況を正確に把握し，なぜ起きたのか原因を検証分析し，早期改善を目指す．また，誤食事故により管理項目や手順を変更した場合は，マニュアルや手順書の改定を行う．改定内容は全スタッフに周知する．

誤食事故発生時の改善手順

① 状況確認

誤食事故の第一報が入った場合は，発生日時などの内容を確認し，記録する（表 2）．

② スタッフへの説明

- 誤食事故の状況や対応，翌日からの対応について説明をする．

③ 管理方法・手順の確認

- アレルギー対応食や普通食の管理方法や調理等の手順を，各担当から聞き取りする．
- 聞き取りした情報はマニュアルや手順書と照合し，記載どおりの管理方法や手順で実施している工程と実施できていない工程を分類する．

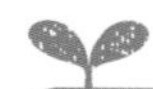

表2　誤食事故発生時の調査・記録票（例）

発生日	年　月　日	発生時間		作成日	
第一報の報告日	年　月　日	報告時間		第一報の報告者	
施設名				作成者	

いつ，どこで

【喫食者情報】

喫食者の年齢	歳	氏　名		原因食物	
喫食の有無				提供料理	
症　状				医師からの指示事項	
施設の指示事項					

誰が何を食べて，どのような症状があり，対応したか

【提供状況の確認】

① マニュアルや手順書の通りの運営がされているかを確認する.

② マニュアルや手順書と異なる内容を「実施状況」に，いつ，誰が，どのようしたか（どのように確認したか）を具体的に記入する.

③ 改善が必要な事項や優先改善順位は「改善が必要な項目 / 優先改善順位」に記載する.

④ 特記事項には，確認項目以外で誤食事故の原因となった事象を記入する.

⑤「アレルギー誤食事故発生時の調査・記録票」に沿って原因を分類後，改善策を検討する.

NO	作業の流れ		実施状況（具体的に）（いつ，誰が，どのようにしたか（どのように確認したか）	改善が必要な項目 / 優先改善順位
1	食事方針の決定			
2	献立作成	アレルギー表示の確認		
		献立表		
3	発注・食材購入・食品管理	発注・食材購入		
		検収・保管		
4	食事指示の伝達（朝礼を含む）			
5	調　理	下処理		
		調理		
		盛り付け		
6	食事受け渡し			
7	配　膳			

特記事項

④ 原因の特定と分析

• 管理方法や手順を満たしていない場合は，原因を確認する．

(例) 卵アレルギーの献立に「竹輪」を使用していたが，原因食物が含まれた食品を確認する手順がない　など．

⑤ 改善策検討

• 改善策により手順を変更する場合は，誰が，いつまでに，どのように対応するかを決定する．

⑥ 改善策をスタッフへ説明・指導

• 改善策をスタッフへ説明する．

⑦ 改善策の検証

• 改善した手順が有効であったかを検証する（同様の事象が発生した場合は，改善不足である）．

⑧ 最終報告

• 改善内容と効果について報告する．

その他の栄養士が関わる対応

1 保育所で食に関する活動での対応をするとき（給食以外）

対象者が0〜6歳児であり，アレルギーや除去について理解できない年齢であるため，誤食事故予防のために，周囲の管理者の配慮や支援，環境整備が重要になる．

給食の場面以外でも，アレルギーにかかわる事故は起きる．固定観念から食事以外で食材を使用する時は注意を怠ることがある．職員がイベント準備や手順に追われ，つい食物アレルギーに関する手順が抜けたり，忘れたり，間違えたりして事故につながる例も多く，注意が必要である．このように**誤食事故は，『非日常的な時に起こる』**ことも強く意識して行うようにする．

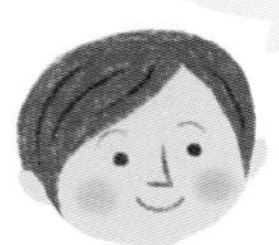

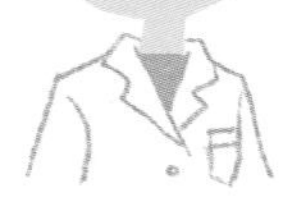

通常の保育時間で気をつけることは？
- アレルゲンが付着している衣服
- 市販品の原材料の内容変更
- 風船やシャボン玉などの「口をつける」遊び
- 工作の材料
- 小麦粘土
- 石鹸

職員体制で気をつけることは？
- 年度の始めや職員が変わるときの伝達や確認不足

保育所の行事やイベントで気をつけることは？
- 調理体験
- 豆まき
- 遠足や運動会

a 通常の保育時間で気をつけることは？

アレルゲンが付着している衣服

注意しよう

子どもが衣服にこぼした食事が食物アレルギー児に付着することで，接触によるアレルギー症状を起こすことがある．

特に乳児の場合はミルクを吐くこともあり，保育士の衣服にミルクが付くこともあるので，保育士がそのままの衣服で牛乳アレルギー児を抱っこすると，間接的に，牛乳アレルギー児に付着してしまう場合もある．

予防のために

床に落ちたものを踏んでいる可能性もあるため，上履きや足の裏を拭くなどの注意が必要である．また，紙パック飲料のストローも注意が必要．となりに座っている園児の飲料と間違えて，飲んでしまうこともあるため，座席は別にするとより安全である．園児の年齢やアレルギーの状況で判断するとよい．

牛乳アレルギーの場合，特に重篤な場合には，衣服に付着したアレルゲンも気をつけなければいけないことがある．年齢などにもよるが，どの程度の対応が必要かを保護者によく確認することが大切である．

市販品の原材料の内容が，今までと変わっている

注意しよう

市販の菓子や食品など，以前使用したことがある食品でも原材料が変更になっていることがある．

予防のために

「この食品（食材）は大丈夫」と思い込まず，毎回，使用する前に原材料の内容を確認する．

風船やシャボン玉などの「口をつける」遊び

注意しよう

友達がくわえたものを口にして発症することがある．友達がアレルゲンを食べており，その唾液の中にアレルゲンが含まれているために発症することもある．乳児クラスでは，ものを口にくわえることが多々ある．

予防のために

アレルギー児の行動には十分な注意をするとともに，風船やストローなどを共用しないように注意する．

工作の材料の確認

注意しよう

アレルゲンを含む食品が入っていた容器には注意が必要である．例えば小麦粉や大豆などが含まれる菓子が入っていた袋や，牛乳パックなどがある．

予防のために

紙袋は新しいものを，パックはアレルゲンが入っていないものを使用する．

小麦粘土

注意しよう

食事の場面でないことで，見落とすことがある．小麦粉によるアレルギー児がいる場合は，使用を避ける．

予防のために

小麦粉の代わりに，片栗粉や上新粉，寒天粘土を使用する．少し触感は違うが，感覚遊びのおもちゃとして楽しめる．

石　鹸

注意しよう

牛乳石鹸は，牛乳のタンパク質はほぼ入っておらず，通常の牛乳アレルギー児が症状を起こすことはほとんどない．ただし，重篤な牛乳アレルギー児は症状出現の可能性がある．

予防のために

使用については，主治医に相談するとよい．

b 保育所の行事やイベントで気をつけることは？

調理体験

注意しよう

園児同士で取りかえてしまう，席が変わってアレルゲンを含む食材が入れ替わってしまうなど，いつもと違う保育の流れで，事故が起こりやすくなる．加熱が十分でない鶏卵を食べると，アレルギーを新たに発症する場合もある．

予防のために・代替案として

調理体験では，まず使用する食材にアレルゲンが含まれていないかを確認し，関わる職員が食物アレルギーに関して同じ認識をもって，行事やイベントに取り組む．

また，食育活動として，調理体験のほかに栽培体験など，皆でできる活動を職員同士で考えてみるのもよい．

豆まき

注意しよう

節分などの豆まきでは大豆によるアレルギー児が誤食しないよう，見守りなど配慮が必要である．また，豆まきは大豆のほかにピーナッツを使用することもあるが，ピーナッツで，アレルギーが起こる頻度は，大豆アレルギーよりも多いため，ピーナッツの使用は控えたほうがよい．

代替案として

豆まきの『伝承を知る』という文化は大切にし，「豆」の代わりに，実際にまくのは豆の代わりに「新聞紙を丸めたボール」などで行うなど検討する．

遠足や運動会

注意しよう

持参や配布するお菓子などを，子ども同士で交換しないように説明する．

保育所全体のイベントでもあるので，担任だけでなく，施設の職員全員が食物アレルギー児について把握し十分配慮をする．

予防のために

配布するお菓子の原材料表示を保護者に確認してもらうのもよい．可能であれば，誰でも食べられるものにするとよい．

c 職員の体制を変更するときに気をつけることは？

年度の始めや職員が変わるとき

注意しよう

新年度となり，食物アレルギー児へ配慮しながら，職員の入れ替わりで引きつぎを行う中では，誤った配膳，誤った除去食の提供などが起こりやすくなる．

予防のために

食物アレルギー対応が必要な園児名，クラス，除去食物などの必要事項は，必ず保育所全体で共通認識しておく．アレルギーの誤食予防は，提供する前のトレー，ネームプレート，食札，本人の顔と名前の確認などを複数で声に出して行い，**常に初めて聞く意識で**チェックをする．

食物アレルギー児の気持ちにも寄り添う

● 自分の身を守ることができるようになっていくことが大切です

「食べる」ということは，とても当たり前だが，食物アレルギー児たちにとってはデリケートな問題でもある．皆と違うものを食べる，食器が違っていたり席が決められているというような配慮をされることで，『心に負担を感じるお子さんもいる』ということも考えられる．

集団生活の中で，安心・安全な生活を過ごし，その子の身体を守るための配慮は，とても大事である．また，その子自身も育っていく中で，**他の子と違って「自分には食べられない食物がある・食べると具合が悪くなってしまうんだ」ということを理解していけるような支援をしていくとよい**．そのためには，保護者との連携が重要である．

● まわりのお友達も，ともに成長していけるような言葉がけをする

『人の身体にはそれぞれ弱い部分もある＝食物アレルギーがあるのも同じ』という認識で，「身体を守るためにみんなにも協力できることがある」ということを，先生からまわりの子どもたちにも話をしてあげるとよい．**日常生活の中で，食事の内容や食器が違っても，皆で一緒に食べればおいしいという感覚，いろいろな人がいても，皆，日々落ち着いて給食をおいしく食べることができるという感覚を積み重ねていくことが大切である**．

子ども同士で，「一緒に食べられるものを食べようね」，「何でも食べられるようになるといいね」と思いやる心が育つような言葉かけ，配慮や工夫を，栄養士，調理員，保育士だけでなく，勤務する全職員の力を借りて取り組むとよい．

学級で食物アレルギーに関する指導をするとき

学級での食物アレルギーの指導は，主に各学級の担任が給食指導や学級活動として実施する．

給食配膳など学校生活の基本的なルールを学ぶとともに，食物アレルギーに関する正しい知識を習得し，一人ひとりの違いを個性として尊重することや，食物アレルギーのある児も，食物アレルギーのない児も互いを思いやって関わる態度を養う機会である．

それぞれの児童の実態を考慮しながら，保健，食育，人権などの視点を踏まえた指導が求められる．

◆指導に当たっての基本的な考え方

・食物アレルギー児は，管理体制を整えれば，安全にかつ栄養面でも十分に健康な生活を送ることができる．

・食物アレルギーについて，正しい情報をもとに話すことが重要である．

・アナフィラキシーの既往のある児童生徒や，重篤な症状の説明を「怖い」と感じる児童生徒が在籍する場合も考慮し，状況に応じて説明する内容を変える，児童生徒の気持ちを受け止めるなどの配慮が必要である．

・食物アレルギー児にとって，自分の疾患が理解できていても，他の児童生徒と同じものを同じように「食べられない」ことを「かなしい」「さみしい」と感じている場合もあるため，必要に応じて保護者と事前に相談する，説明などで気持ちを傷つけないよう担任と相談するなど，十分な配慮をする．

◆栄養士の関わり

・学校給食での配膳ルールの指導に関する支援
使用するトレイ・食器，配膳の順番，おかわり，そのほか配膳時の注意点など．

・食事や食物アレルギーの指導に関する支援
好き嫌いと食物アレルギーの違い，健康な生活や成長のために必要な食べ物・食事の重要性など．

◆栄養士が学級での指導に関わる場合の導入例　（小学校低学年：学級活動，中学年：体育科保健領域など）

a 導　入

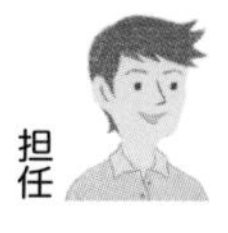

今日は，食べ物のことに関係のあるお話をします．
みんなはどうして食べ物を食べるのかな？
わかる人いますか？

～～　児童が「おいしいから」・「食べなきゃダメと言われるから」など発表　～～

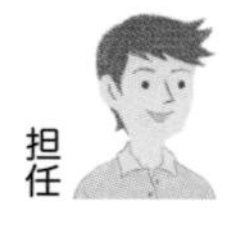

発表してくれた人，ありがとう．
今日は，健康な生活やみんなの体が大きくなるために必要な「食事」について，栄養士の○○さんと一緒に勉強していきます．

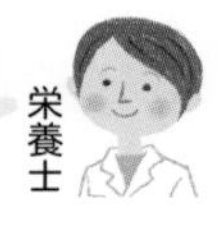

みなさん，こんにちは．栄養士の○○です．今日は，私から食べ物と食事についてお話しします．

よろしくお願いします．

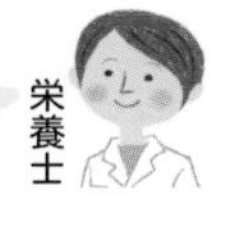

私たちは毎日かかさず食事をしますね．食べたものは，私たちの体の中に入るとどうなるか知っていますか？
食べ物には体をつくるもとになるもの，熱や力のもとになるもの，体の調子を整えるもの，の 3 つの働きがあります．
そして，健康でいるためにはただ食べるだけでなく，この 3 つの働きをもつ食べ物のバランスも考えて食べることが大切です．好き嫌いせず，しっかり食べてくださいね．

はい！

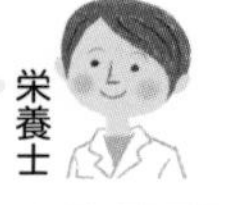

好き嫌いしないで何でも食べられるようになることは，この先，みなさんが大きく成長していく上で，とても大切なことです．
でも，お友達の中には食べたくても，食べてしまうと口の周りが赤く腫れたり，体が痒くなったり，気分が悪くなったり，息苦しくなったりしてしまうため，食べられない人もいます．
それを「食物アレルギー」と言います．

- 食物アレルギーのことをわかりやすく説明する（p.2 参照）．
- 食物アレルギーのある児童生徒にとって，「食べられない」ことは辛いことである可能性があるため，説明や意見の受け止めに際して，児童生徒の気持ちに十分配慮する．

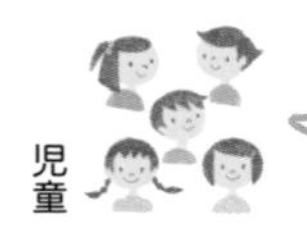
児童

私，知ってる！保育園のとき，同じクラスに「アレルギーがあるから食べられない」っていうお友達がいたよ．

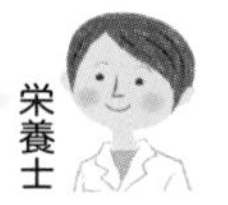
栄養士

そうです．卵や牛乳，小麦，そば，ピーナッツなどいろいろな食べ物が原因で，具合が悪くなってしまう人がいます．だから，食物アレルギーの人は，アレルギーを起こす食べ物を食べないように気をつけなければなりません．
それに，食べ物は姿を変えていろいろな料理に入っているので，みかけだけでは食べていいかどうかわからないこともあります．
例えば，ホットケーキを作るとき，小麦粉に卵や牛乳を混ぜます．でも，こんがりと焼きあがったホットケーキをみても，卵や牛乳が入っているなんて気づきませんよね．

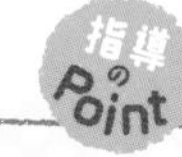

- ふだん食べているお菓子や料理には，さまざまな食品が使われていることを想像するヒントを提示する．

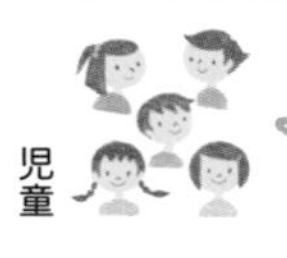
児童

じゃあ，卵や牛乳のアレルギーのある人は，ホットケーキも食べられないんだね．
食物アレルギーになると，いろいろなものが食べられなくなるんだ．食べたいものを食べられないなんて，たいへんだね．

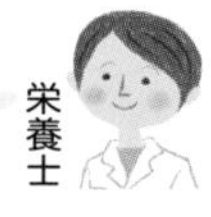
栄養士

みなさん，意見をありがとう．でも食物アレルギーの人は，アレルギーを起こす食べ物は食べないようにしなければいけませんが，そのほかの食べ物は，みなさんと同じように食べられます．
食べ物にはたくさんの種類があるので，食べられないものがあっても，その代わりになるものをきちんと食べれば，毎日元気に過ごすこともできますし，体も大きく成長していくことができます．

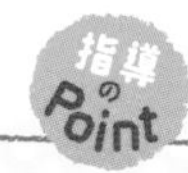

- 食物アレルギーに対する警戒心・恐怖心を児童生徒へあたえないためにも，「食べられない」ことを必要以上に強調しない．
- 食物アレルギーは，きちんと対応すれば問題なく生活できること，また，原因食物は食べられなくても，代替の食材で十分栄養が補えることを伝える．

児童

食物アレルギーをもっていて，食べられないものがあっても大丈夫なんだ．

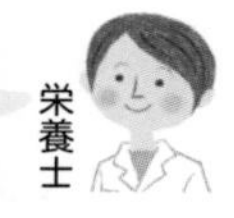

そうです．先ほど，ホットケーキのことをお話ししましたが，ホットケーキに卵を入れなくても，おいしく作ることはできますし，牛乳の代わりに豆乳を使うこともできます．
食べられないものがあったとしても，工夫次第で，十分おいしくいただけます．
でも，食物アレルギーがなく，何でも食べられる人は，好き嫌いしないでいろいろなものを食べてくださいね．
給食では，みなさんがいろいろなものを食べられるように，工夫して献立を考えています．慣れない料理でも，まずは一口食べてみましょう．意外とおいしいかもしれませんよ．

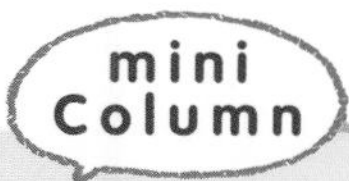

指導の際の注意ポイント ～言ってしまいそうで，言ってはいけないフレーズ～

✕「食物アレルギーを起こす食べ物を**避ければよいだけ**です」

➡ ◯「食物アレルギーを起こす食べ物は食べないようにしなければいけませんが，そのほかの食べ物は食べられます」

✕「**●●さんは卵がダメ**だから，周りの子も気をつけてあげてね」

➡ ◯「アレルギーのある子は，配膳のときや食べている途中で注意しなければいけないことがあるから，周りの子も声をかけたり気をつけてあげてね」

口では「食べられなくても平気」と言っている児童生徒でも，本当は，みんなと同じように食べたいと思っているかもしれない．食物アレルギーのある児童生徒にとって，自分の疾患が理解できていても，常に「食べられるものかどうか注意する」ことや，他の児童生徒と同じものを同じように「食べられない」ことは辛いことである．症状が重ければ重いほど毎日，本人や家族は細心の注意を払っている．それを「食べなければよいだけ」と言われたら，どんな気持ちになるだろうか？

学校は児童生徒が，授業をはじめ学校生活のさまざまな場面で，思いやりの気持ちをもつことや，人のために自分ができることを考える姿勢について学ぶ場である．面談などで事前に保護者・担任と確認し，説明や声かけ，態度で児童生徒の気持ちを傷つけてしまわないよう，安心して楽しく過ごせるように配慮する．

●参考資料

1） 食に関する指導の手引ー第二次改訂版ー（平成 31 年 3 月）文部科学省 HP
https://www.mext.go.jp/a_menu/sports/syokuiku/1292952.htm

2） 食物アレルギーに関する指導の充実　指導資料　調布市 HP（指導案参考例）
指導資料（1） https://www.city.chofu.tokyo.jp/www/contents/1401691855004/simple/shokumotsuarerugiinikansurushidounojyujitsushidoushiryou1.pdf
指導資料（2） https://www.city.chofu.tokyo.jp/www/contents/1401691855004/simple/shokumotsuarerugiinikansurushidounojyujitsushidoushiryou2.pdf

食物・食材を扱う授業や宿泊を伴う校外活動で対応するとき

学校生活では，給食以外にも食物・食材を扱う授業や宿泊を伴う校外活動の食事など，食物アレルギー対応が必要な場合がある．

食物・食材を扱う授業では，主に学級担任や教科担任が指導し，取り組む内容も，食材に触れて行う活動から調理実習（調理・喫食）までさまざまである．

また，宿泊を伴う校外活動では，学級担任のほか管理職・養護教諭などが引率し，活動内容や宿舎での生活において，学校給食とは異なる配慮が求められる．

いずれも，栄養士が主体的に関わることはないが，学校生活管理指導表（以下，管理指導表）や取組プランに基づいた対応の検討に当たり，食材や調理の知識をもつ専門職として，担任などを支援する役割が期待される．

a 食物・食材を扱う授業での対応

家庭科，技術・家庭科

調理実習などの場合，学級担任・教科担任などは，使用する食材を保護者に伝え，原因食物が含まれていないか必ず事前に確認する．

「加工食品」に含まれる原材料表示にも注意し，原因食物が含まれる場合は，別の食材に変更したり，別メニューにするなどの配慮が必要となる．

特に，重篤な症状を発症する児童生徒がいる場合は，家庭科室の調理器具・食器などの管理状態を確認し，指導する目的やねらいを踏まえ，内容やメニューの変更で対応できるのか，参加自体を再考するべきかを検討する必要がある．

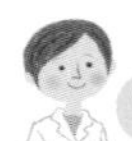

栄養士に期待される役割

必要に応じて管理指導表や取組プランの内容をもとに，使用する食材の確認，調理器具・食器などの管理状態の確認，メニュー・献立の変更検討などについて助言・支援する．

生活科，総合的な学習の時間，特別活動

小学校低学年で実施する豆類のさやむきや野菜の皮むき体験などの場合，学級担任は，使用する食材を保護者に伝え，原因食物に触れることは問題ないか必ず事前に確認する．

また，豆腐・味噌づくり，ソバ打ち，餅つきなど調理を伴う活動の場合は，家庭科の調理実習などの場合に準じた対応が必要である．

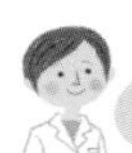

栄養士に期待される役割

栄養士が食材の調達に関わっている場合は，食材の変更検討などについて助言・支援する．

b 校外学習・宿泊を伴う校外活動の対応

校外学習（遠足・社会科見学など）

学級担任は，行程の中で食材を使用する活動の有無を確認するとともに，必要に応じて飲み物・おやつの取り扱いなども検討する．

食材を使用する活動がある場合は，活動内容やおやつの取り扱いを保護者に伝え，活動で使用する食材に原因食物が含まれていないか確認する．

活動内容例

・お菓子工場やマヨネーズ工場での見学・体験・試食
・牧場での見学・乳しぼり体験・試飲
・ソバ打ち教室，うどん打ち教室

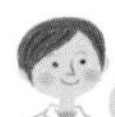

栄養士に期待される役割

必要に応じて管理指導表や取組プランの内容をもとに，症状の程度の確認，使用する食材の確認，対応の必要性の検討などについて助言・支援する．

宿泊を伴う校外活動（移動教室・修学旅行など）

学校が実施する宿泊を伴う校外活動では，共通して食事や施設での入浴・就寝について配慮・対応が求められるほか，個別の活動内容に応じた配慮・対応も必要である．

宿泊を伴う校外活動の分類

・移動教室：特別活動，学校行事に位置付ける教育課程上の活動．主に社会科・理科などの体験活動や見学（学期中に実施）
・林間学校，臨海学園：教育課程外の活動（長期休業期間中に実施）
・修学旅行：特別活動，学校行事に位置付ける教育課程上の活動．主に社会科の見学・学習（学期中に実施）

■企画・準備に際しての配慮・対応

学級担任は，企画の段階から食物アレルギー児が，できる限りほかの児童生徒と同じように活動・生活が行えるよう，保護者からの情報をもとに，活動内容・宿泊場所などを検討する．

また，旅行事業者，宿舎や昼食場所として利用する施設の管理者や食事提供の担当者などに症状などの情報を伝えるとともに，学校はどの場面でどのような対応・配慮を行うかを確認しておく．

地域によっては統一的な内容で活動を実施するため，教育委員会が運営委員会を設置して実施に関わっている場合もある.

運営委員会は，地区内の小・中学校が日程を変えながら同じ地域に宿泊する「学校連合方式」を前提として，旅程・活動内容のモデルコースの例示，部屋割り・食事会場などの宿舎との確認内容・方法の提示，複数の宿舎に分宿する場合の調整など，学校と宿舎などをつなぐ役割を担う.

運営委員会が設置されている場合には，アレルギー対応に必要な情報として，宿舎・昼食場所の施設設備・食事の内容，統一的な対応ルール，周辺の緊急対応が可能な医療機関・消防機関など，基本的な事項を教育委員会に確認する.

統一的な対応ルール例

・保護者へのお知らせ文案
・学校・宿舎（昼食場所として利用する施設）・保護者間でのアレルギー対応の確認手順
・アレルギー対応の確認に使用する書類
・アレルギー対応食の配膳手順
・アレルギー対応で使用する食器・トレイ
・食事会場での座席配置
・統一献立（複数の宿舎に分宿する場合）

■宿舎や昼食場所での食事の提供に関する配慮・対応

学級担任は，宿舎や昼食場所での食事内容を保護者に伝え，対応の有無について保護者と事前に相談する.

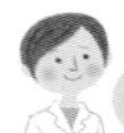

栄養士に期待される役割

必要に応じて管理指導表や取組プランの内容をもとに，期間中のすべての食事に使用する食材の確認，宿舎・昼食場所の厨房の状況や調理器具・食器などの管理状態の確認，症状に応じた対応内容の検討などについて助言・支援する.

献立・食材以外の確認すべきポイント例

・宿舎や昼食に利用する店舗の調理環境（アレルギー対応の調理スペースがあるか，専用器具が用意されているか，ソバとほかの麺類のゆで釜を共用していないかなど）
・昼食に利用する店舗の使用状況（ソバ・うどん打ち教室を行っていないかなど）

■活動内容に関する配慮・対応

学級担任は，農場や牧場での体験活動の有無やスポーツ・体育活動の有無を保護者に伝え，対応の有無について保護者と事前に相談する.

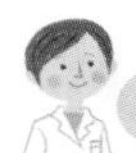

栄養士に期待される役割

必要に応じて活動内容，症状の程度の確認，触れる可能性のある食物の確認，対応の必要性の検討などについて助言・支援する.

確認すべきポイント例

・体験活動（農場・果樹園での野菜・果物の取り扱い，牧場での動物の世話や牛の乳しぼりなどの参加可否）
・スポーツ・体育活動（スキー・登山など，負荷の高い運動の積極的な情報提供）
・利用する施設の使用状況（木彫り・工芸などの体験施設で，ソバ・うどん打ち教室などを行っていないか）

■その他の配慮・対応

栄養士が関わることはないが，学級担任は以下のような確認や児童生徒への指導などの対応・配慮も必要になる.

対応・配慮が必要となるポイント例

・宿舎の寝具の確認（ソバがら枕の使用の有無）
・宿舎の利用状況（宿舎でほかの団体がソバ・うどん打ちなどの体験活動を行っていないか）
・グループ行動時の注意（グループ行動で利用する昼食場所の確認）
・土産購入時の注意（土産物店での試食）

4 食物アレルギー対応マニュアルを作成するとき

このようなことで困っているときにどうするか？

◆自治体の状況（例）

・自治体の所管施設（保育施設・幼稚園・学校・福祉施設など）に，食物アレルギー対応が必要な児童生徒・利用者がいる．

・これまで，食物アレルギー対応は施設に委ねられていて，統一の対応マニュアルがない．

◆勤務先（教育委員会　学校給食担当部署）の状況（例）

・食物アレルギー対応は学校任せで，教職員から，対応マニュアルの作成・配布を要望されている．

・学校給食担当部署の他の職員は，行政職（事務職員）が多く，給食提供や学習活動，緊急時の対応など，具体的に何に気をつければよいかわからない．

以下のステップのように検討していく

◆マニュアル作成に向けて取り組むステップ（表）

導入・調査 上司・同僚とマニュアル作成の必要性を共有．管理下の学校対応の現状や近隣自治体での取り組みなどを調査・整理

原案作成 マニュアル原案を作成

内容確認 原案について，行政内部・学校・関係機関への内容確認や意見照会

意思決定 決裁によりマニュアル決定

周　知 決定したマニュアルを行政内部・施設・関係機関へ配布・説明

表　マニュアル作成のスケジュールイメージ

4月	5月	6月	7月	8月	9月	10月	11月	12月	1月	2月	3月
1学期				夏季休業	2学期				3学期		
導入・調査					内容確認					意思決定	周知
		原案作成					原案修正				

a 導 入

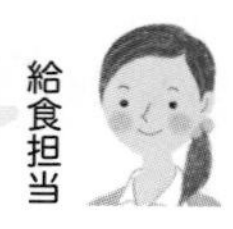

ちょっとよろしいですか．
最近，学校から給食の食物アレルギー対応についての問い合わせや相談が多くなってきました．マニュアルを作ってほしいという声もあがっています．
また，先日は学校間の対応の違いについて，保護者から電話で問い合わせがあったそうです．どうしたらよいでしょうか？

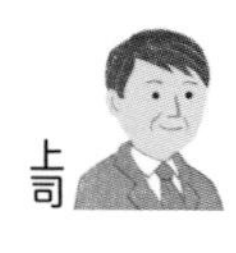

学校の食物アレルギー対応については，国からガイドラインや対応指針が示されていたね．
教育委員会としては，ガイドラインなどを踏まえて対応するよう学校へ通知して，学校がしっかり読み込んだ上で適切に対応すればよいんじゃないかな．主体は学校だろう？

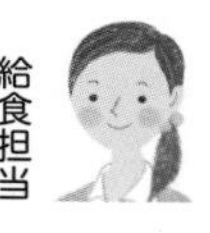

はい．もちろん，具体的な対応の決定や実施は，学校が主体だと思います．
ただ，平成 27 年 3 月に示された文部科学省の対応指針に，教育委員会の役割が具体的に盛り込まれたので，最近は近隣でも，統一の対応マニュアルを作成する自治体が増えているようです．

そうなんだね．うちの自治体も何か対応が必要なの？

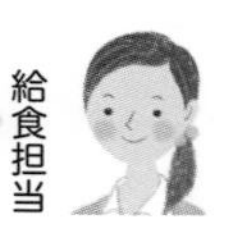

このままという訳にはいかないかもしれませんし，まずは，近隣自治体の対応マニュアル作成状況と，各学校の書類や具体的な対応について調べてみてもよいですか？

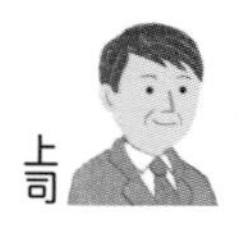

なるほど．近隣自治体で取り組みが進んでいるところがあれば，情報交換することもできるし，議会でも質問されるかもしれないな．
よし，大変だろうけど，1ヵ月で調べられれば次の議会に間に合うから，やってもらおう．

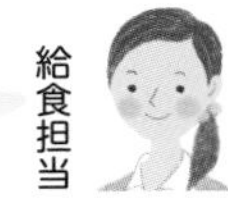
給食担当

はい．わかりました．調査する近隣自治体の範囲や学校への調査項目など，案を考えて報告します．
それと，職場の皆にも相談したいので，どこかでお話ししていただけますか？

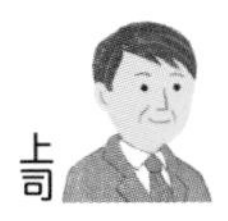
上司

ああ，学校保健の担当にも関わることだし，次の打ち合わせで部署の皆に説明しておこう．

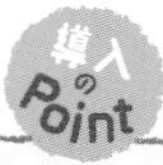

●**上司と意識・情報を共有し，組織として取り組む．**

●**個　人**

- マニュアル作成に取り組む場合，担当者自身の問題意識や熱意はとても重要である．
- 他の仕事より優先度が高いと認められ，人員や予算を割り当ててもらい，マニュアル作成を進められるよう，上司の判断材料となる社会情勢や参考となるデータなどの確認も必要である．
- 同僚の協力は不可欠である．職場内で情報や意識の共有が図られるよう，専門知識や経験を有する栄養士として，周囲に積極的に働きかけをする．

●**職　場**

- 上司は，担当者の提案や説明を聞き，さらに上位の上司，議会，関係部署・機関との調整などをイメージする．
- 上司に認められれば，担当者が提案したアイデア・取り組みは組織の仕事（施策・事業）になる．
- 上司とイメージを共有できれば，マニュアル完成を目指す時期やそのためのステップも明確になる．

●**組　織**

- 行政では，取り組むべき課題や進めている事業が多数あり，人員や予算の制約から，すべて一律に対応することは難しいため，仕事の優先順位を決めている．
- 組織として課題を認識し，取り組みの方向性を意思決定して，関連する計画や施策に位置づけ，事業展開につなげることが最も重要である．

b 調査実施前の準備

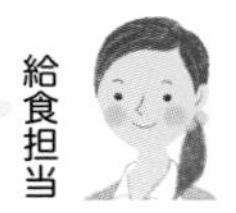
給食担当

先日ご相談したアレルギー対応調査の案ができたので，内容を確認いただけますか？
学校保健の担当にも目を通してもらったので，内容がこれでよければ，すぐに近隣自治体へ調査を依頼できます．

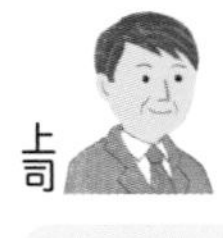
上司

ありがとう．調査票を確認するよ．

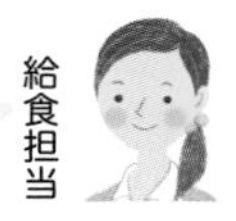
給食担当

また，学校への調査については栄養士が給食でのアレルギー対応の主担当だと思うので，栄養士の会議で依頼してよろしいですか？

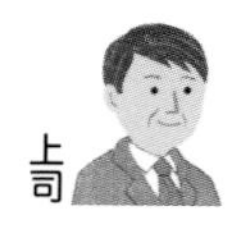

上司

学校への調査はやっぱり校長へ説明して進めて行くべきだと思う．
保健関係の内容も含まれるなら，養護教諭も関わるし，管理職が知っている必要があるだろう．
定例会議があるから，そこで校長に説明してからにしよう．会議資料も準備してもらいたい．

わかりました．定例会議の準備は初めてなので，周りの人に相談しながらやってみます．

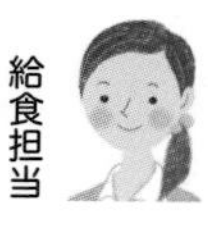

給食担当

●所管する施設や近隣自治体から，参考になる考え方・資料を情報収集する．

・「どのようなデータや資料があると望ましいのか」，「どのような調査方法がよいか」など，職場内でイメージを共有することが重要である．

●マニュアル作成のために確認する内容例

・食物アレルギー対応のために必ずやらなければならないことは何か．
・統一する必要があるルール・手順・書類はどれか．
・他の自治体ではどのようにしているかなど．

●調査を始める前に

・上司・同僚は，以前に他の調査やマニュアル作成などを担当した経験があるかもしれない．
・先に検討を始めている自治体で，過去に類似の調査を実施していたり，上司の出席する会議などで話題にあがっている場合もある．これらについて情報共有が必要である．

◆学校対応の把握に当たって参考となる資料

・栄養士が個人的に作成・使用している書類
　……例）保護者との面談で聞き取る項目のメモ，面談記録用の用紙
・保護者に配布している書類
　……例）入学説明会や進級時の配布書類，保護者面談時の説明資料
・対応食の提供状況のわかる書類
　……例）対応児童生徒の一覧表，原因食物の対応表，対応献立表
・給食調理・提供時の確認に使用している書類
　……例）対応献立表，調理員や教員が確認に使用している書類

c 調査結果の報告・原案作成

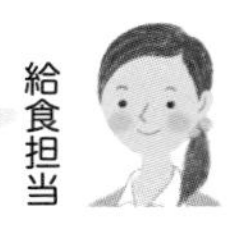

給食担当

先日の調査結果をまとめました．報告と今後の相談でお時間をいただきたいのですが，よろしいですか？

上司

今大丈夫だよ．どうだった？

給食担当

近隣では半分の自治体がマニュアルを作成済で，残る半分も検討中という状況でした．
また，学校への調査では，保護者に渡す書類などは，複数の学校で共通の書類を使用していることがわかりました．栄養士や養護教諭間で情報共有していたそうです．
対応希望の保護者との面談や，給食調理・提供時の確認手順，確認に使用している書類などは各校バラバラでした．

上司

ありがとう．近隣自治体のマニュアルの作成状況は，ちょっと予想外だったよ．逆に，学校の取り組み状況は予想どおりだったけど，校長の定例会議で説明したときも，好意的に受け止められたようだったし，学校としても統一の対応マニュアルがあったほうが望ましいだろう．
近隣自治体に遅れをとらないように，マニュアル作成を進めるとして，参考になるような資料は集まっているかい？

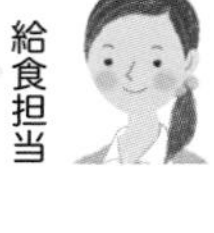

給食担当

はい．近隣自治体からマニュアルの冊子やデータを参考に送ってもらいました．独自のマニュアルを作成している学校があり，データを送ってもらいました．それから文部科学省のホームページにマニュアルの参考例が掲載されていました．
また，保護者に渡す書類は共通で使用しているものも多くあったので，そのまま使用できそうです．

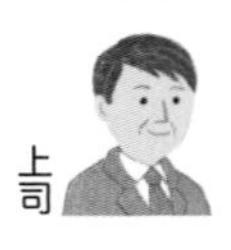

上司

よし，集まった資料を参考にマニュアル作成を進めるようにしよう．

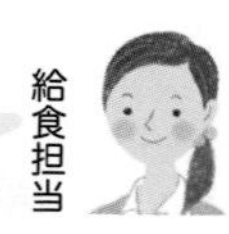

給食担当：わかりました．できたら，マニュアルに盛り込む項目やレイアウト，冊子のボリュームなど，保健担当の○○さんと，資料作成やWord・Excelの編集に詳しい△△さんに相談しながら，一緒に進めてもらいたいのですが，どうでしょうか？

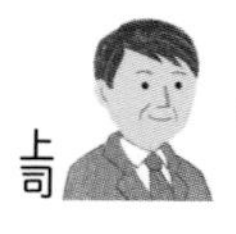

上司：確かに，担当で分担して進めたほうが効率的だし，そのためにも時間をとって情報共有したほうがよいね．

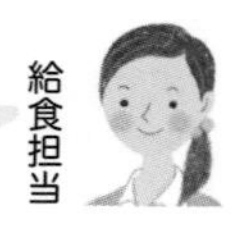

給食担当：校長先生の定例会議や教育委員の方々への説明など，内部の手続きもわからないことが多いので，打ち合わせをして確認したいのですが，お時間いただけますか？

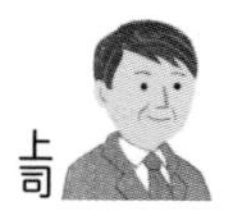

上司：そうだね．打ち合わせが必要だね．今回の調査結果と参考資料を，人数分用意しておいて欲しい．皆に声をかけて，打ち合わせをしよう．

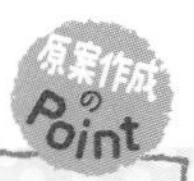

●参考書類を活用し，基本的な考え方や必ず実施する統一のルールをまとめる．

- 国の示すアレルギー対応に関するガイドラインや指針，都道府県の示す方針などを確認し，基本的な考え方，最低限守るべきルール，統一化する手順・書類などをまとめる．
- 周知・活用のためには，なるべく情報量を絞り込み，薄い冊子となるよう意識することも重要である．

●具体的な工夫の例

- 国のガイドラインなどから関連部分や該当部分のページ番号を引用掲載し，内容重複を避けボリュームを削減する．
- 「所管する複数の施設で部分的に共通化しているルール」から「全施設で最低限守るべきルール」への格上げや，所管する施設の中で最もシンプルな手順を基にした統一手順の作成，参考となる他自治体の書類の導入・活用などを検討する．

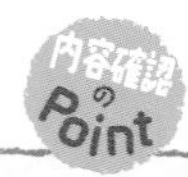

●**原案の内容チェックとともに，関係部署*・関連機関**などとの合意形成を図る.**

●**作成した原案は，行政内部の関係部署や外部の関係機関にも，できるだけ内容確認を依頼する．マニュアル作成の際に，アレルギー専門医などの専門家に監修してもらうことが望ましい.**

●**内容確認の方法は，行政では文書で依頼する方法が一般的である.**

・行政では，計画策定などで関係部署への意見照会は珍しくない．文書の場合，先方の部署でも，担当者から上司へ組織として確認し，回答してもらえる.

●**所管する施設や関係機関は，文書での依頼だけでなく，会議などを活用する方法も有効である.**

・学校であれば，校長の定例会議や養護教諭・栄養士の会議，学校医や教職員代表の参加する会議で説明し，意見照会や合意形成を図ることも可能である.
・地区医師会等関係機関との地域連携については後述する（p.183 参照）.
・さまざまな部署と連携が必要となるため，専門知識や経験を有する栄養士が，照会先からの問い合わせ対応や各種会議への同席・説明など，積極的に関わる.

*関係部署（例）：教育委員会内の関係部署，自治体内の保育・健康施策の所管部署，所管する施設（学校・保育所など）

**関係機関（例）：地区医師会，地域の中核的な医療機関，指導助言を受けている食物アレルギーの専門医師，消防機関

こんな効果も！

・学校と保育所の所管部署で確認し合うことで，考え方や対応の違いに気づくだけでなく，お互いに理解が進み，保護者や施設からの問い合わせに適切に対応できるというような，二次的な効果も期待できる.

◆マニュアル参考例

・調布市立学校食物アレルギー対応マニュアル（平成 31 年 3 月改訂）
https://www.city.chofu.tokyo.jp/www/contents/1399540692059/index.html　※マニュアル原稿・書類データ（Word・Excel）のダウンロードが可能.
・調布市保育施設食物アレルギー対応マニュアル（平成 29 年 11 月改訂）
https://www.city.chofu.tokyo.jp/www/contents/1510569078107/index.html　※マニュアル原稿・書類データ（PDF）のダウンロードが可能.
・文部科学省 HP
www.mext.go.jp/a_menu/sports/syokuiku/1355536.htm

d 意思決定，周知

意思決定のポイント　●内容確認・合意形成したマニュアル案を決裁し，行政として決定する．

● 行政組織の意思決定は，原則として，文書決裁（文書主義）である．
- ・決　裁：担当者が書面や電子システム上で案の伺い文書を作成し，下位から上位の上司へ順に承認・決定を受ける意思決定方法．
- ・行政では，伺い文書には完成したマニュアル案の内容だけでなく，内容確認で寄せられた意見や反映結果，関係部署・機関等との調整結果，今後の進め方などもあわせて記載するため，それらの情報も整理しておく必要がある．
- ・伺い文書は，行政組織によって，書式，記載内容，使用する語句・文章表現，決裁ルート（意思決定の決裁権者・関与する関係者）など，個々のルールが決められている．上司とよく相談しながら作成する．

● マニュアルの運用開始時期の整理・検討には，「いつから周知するのか」，「新たに統一化する書類と従前の施設独自の書類はどちらを使用してもよいのか」など，所管する施設で混乱が生じないよう配慮が必要である．

周知のポイント　●決定したマニュアルを行政内部・施設・関係機関へ配布・説明する．

● 意思決定の決裁後，会議などで報告し，行政全体へ周知する．

● 所管する施設には，運用開始時期を見据え，時間的な余裕をもって資料を配布する．
- ・必要に応じて，校長や施設長の定例会議等で説明し，管理下の職員への周知と運用徹底を依頼する．

● 地区医師会や地域の医療機関，専門医師，消防機関など，内容確認を依頼した関係機関にも資料を配布する．
- ・マニュアル決定の報告と併せ，今後も継続した連携・協力を依頼し，関係強化を図ることも期待できる．

● 保護者へ周知が必要な内容は，進級に向けた面談，就学前の健康診断，入学説明会等の機会も活用する．

マニュアル改訂について

作成した対応マニュアルは，運用している中で不都合が生じたり，所管する施設から改善の提案があったり，アレルギー疾患の研究・治療の進展に合わせて対応を変更するなど，適宜改訂する必要が出てくる．

その際は，本項の「原案作成」から「周知」までを繰り返し，時点修正を行っていく．

5 食物アレルギーの研修を企画するとき

食物アレルギーの対応を集団給食で実施していくためには，食べることに関わる関係者が「共通の認識をもつこと」が非常に大切である．食物アレルギーをもつ対象者も毎年変わり，食事の除去内容も変わり，そこに関わる職員も入れ替わっていく中で，継続的に安全な食を提供するにはどうしたらよいかを関係する一人一人が，責任をもって対応しなくてはならない．

安全な給食対応を実現するためには，一般の方々を対象とする場合は知識の習得，食物アレルギーをもつ人に関わる方々を対象とする場合は知識の習得とともに，「自分の施設で必要なことは何か，やるべきことは何か」までを習得できるような研修を行うことが理想的である．

a 研修の目的・対象者

食物アレルギーの研修を企画する場合は，対象者によって，その目的が異なる．

目的……何を伝える研修会か

■「正しい知識をもつこと」を目的とする研修

食物アレルギーの疫学や診断などの基礎知識，アレルギーの標準的な治療や対応方法を学び，食物アレルギーに対し正しい知識をもつことを目的とする．

■「誤食を防ぐための体制整備」を目的とする研修

基礎知識を理解したうえで，ヒューマンエラーを防ぐために，「体制整備の考え方」を学び，実際の現場をイメージして，どのように対応していくか，個人でなく組織として取り組む必要性やその方法を習得することを目的とする．

対象者……どのような人に伝える研修か

■一般の方

研修の目的は主に，食物アレルギーについての知識の習得を中心にするとよい．食物アレルギーが心配な場合は，まずは適切な診療を受けることが必要なので，『適切な診断』について伝える．一般的な知識としての普及・啓発の場合は，離乳食など「初めて食べ物を口にする際に必要な知識」とともに，「不必要な食物除去が食に与える影響などの知識」も伝える．家庭で，安全な食事提供を行えるような内容を盛り込むとよい．

■施設でアレルギー対応を求められる関係者

知識の習得とともに，「自分の施設としてするべきこと」を盛り込む．以下に例を示す．

●施設全体で共通の認識ができているか

保育所などは，通所時間によっては，食事をするときに対応する職員が交代になる場合も考えられる．そのため，担任以外の職員であっても，施設で預かっている食物アレルギー児の対応については，皆で共有しておく必要がある．

生活管理指導表を活用している場合は，その内容の捉え方などを知ることが大切である．食事以外でも対応が必要な場合もあることを理解しておく必要がある．

●保護者に説明ができているか

施設での優先は「安心・安全な生活を送ること」である．そのため，家庭ではできることであっても，集団で預かっている場合にはできないことがあるということを，保護者に具体的に伝える必要がある．施設でどこまでの対応ができるかは，給食室や保育室，教室の設備，人員の配置，その年のアレルギー児の状況などによって異なる．家庭で何をしてもらうか，施設でどのような対応をするかを説明できる知識をもつことが求められる．

●給食室における調理対応

安全な食事の提供を行うために，アレルゲンや食物アレルギー対応食の調理方法，誤食や誤配膳の起こる理由などについての具体的な知識を習得することも非常に大切である．

食物アレルギーに関する参考資料

・保育所におけるアレルギー対応ガイドライン（2019 年改訂版）	平成 31 年 4 月　厚生労働省
・学校給食における食物アレルギー対応指針	平成 27 年 3 月　文部科学省
・保育所保育指針（改定）	平成 30 年 4 月 1 日　厚生労働省
・学校のアレルギー疾患に対する取り組みガイドライン	令和元年度改訂

b 研修の方法・形式

●現場の状況を把握して，研修に組み込む

知識として理解はしていても，現場での活用と結びつかない場合が，日々の対応の中では多々ある．参加者には，個人の具体的な対応例を知りたい人も大勢いる．

誤食を防ぐために，「理想とする方法」を理解していても，施設でできない場合があるという現場の声を聞くことがある．場所がない，調理器具が足りない，提供時間に間に合わない，調理する人がいないなど，その施設の「できない」理由はさまざまである．このような場合の研修方法として講師に一緒に解決策を見出してもらう方法や，これらをグループワーク等で共有しながら一緒に考える方法などがあるだろう．参加者は自分の施設の状況しか知らない場合もあるので，他の施設の状況を確認し，自らの施設と比較することができ，他の施設の対応を取り入れる機会にできるメリットがある．

ロールプレイ事例　エピペン®実践

アナフィラキシーをもつ児を預かっている場合は，どんなときに誰でも対応できるような役割を決めておくことと，起きたことを想定したシミュレーションをしておくことが，非常に重要である．次頁にロールプレイの実施例を示す．

ロールプレイ（保育所版）〈実施例〉

登場人物（5 人）

① 園児 4 歳（年中○○クラス），女児（△△えみ），牛乳アレルギー（アナフィラキシー既往あり），内服薬・アドレナリン自己注射薬（エピペン®）を保育室事務室で保管

② 園長，③ 主任（A 先生），④ 担任（B 先生），⑤ 電話口（救急隊），⑥ 進行・説明者

必要物品

役割ゼッケン，机，電話，椅子，マット，エピペン®トレーナー，記録用紙，ボールペン，ファイル，足をのせる台

シナリオ（児：えみちゃん，A：主任，園：園長，B：担任，電：救急隊）

昼食開始 11：15	**説　明**	園長は園長室にいます． 給食の時間になりました．今日の給食は，ハンバーグ．みんなおいしそうに食べています．
11：30	**保育室**	児：口の中を触りだす．「先生，口がかゆい」 B：「お口を見せてごらん」確認する．「唇が赤くなってきているかな．もしかしたら，ハンバーグの中に牛乳が入っていたのかもしれない．ちょっと，園長先生のお部屋に行こう．A 先生，園長先生に連絡してください」
	園長室	A 先生は走って園長室へ伝えに行く． A：「園長先生，年中の○○クラスの△△えみちゃんの唇が少し腫れてきました」 園：「ハンバーグに牛乳が入っていたのかしら」 担任 B はえみちゃんを連れて園長室へ行く．
11：35	**園長室**	B：「園長先生，えみちゃんが誤食したかもしれません」 園：「えみちゃん，大丈夫？」 えみちゃん，無言でおなかをおさえている． B：「おなかが痛そうです．顔に，発赤も広がってきています」 園：「えみちゃん，ちょっと横になろう．B 先生，唇が赤くなり始めたのは何時でしたか？」 B：「11 時半です」 園：「この症状だと，中等症だから薬を飲ませましょう．A 先生は保護者に連絡してください．それと，えみちゃんのファイルを出して，時間の記録をとってください」
	説　明	今回は，症状が軽度なので園長室に連れて行くことができましたが，症状が重い場合は，園長を呼んでえみちゃんのところにきてもらいます． 第一発見者がまず心掛けることは，園児を 1 人にしないということです．近くに職員がいないときは，他の園児に呼んできてもらう，大声で他の職員を呼ぶなどして人を集めます． A 先生など他の職員は記録用紙を用意しておきます．記録用紙がすぐ用意できない場合でも，時間の記録が必要です．必要な記録は， ① 誤食した時間（大体でも） ② 症状が初めて出た時間（症状ごとに記録できるとなおよい） ③ 薬を飲ませた時間 ④ エピペン®を打った時間 この 4 つの時間は，必ず，記録しておきましょう．

11：50	園長室	えみちゃん，せき込み始める． 園：「えみちゃん，苦しい？」 児：「苦しい」 B：「さっきと比べて，辛そうですね」 園：「エピペン®を打ちましょう．B先生，エピペン®をもってきてください．それから，救急車も呼びましょう．A先生，電話してください」
11：50 （症状出現から20分後）	園長室	119番通報の際は，あわてず，ゆっくり，正確に情報を伝えます． 電：「こちらは119番です，火事ですか？救急ですか？」 A：「救急です」 電：「住所はどこですか」 A：「○○区1丁目2番3号　○○保育園です」 電：「どうしましたか？」 A：「4歳の女の子が昼食を食べた後，唇が腫れて，今はぐったりとしています．牛乳アレルギーがあるお子さんで，牛乳を誤食したようです．持続する強いせき込みがあります」 電：「あなたの名前と連絡先を教えてください」 A：「はい，名前は○○です．電話番号は，△△△―△△△-△△△△です」
11：55	園長室	担：「エピペン®を持ってきました」 園：「準備しましょう．B先生，お願いします」 担任Bがエピペン®を持ってきてケースから出す．横になっているえみちゃんを園長がおさえる． 担：「こうやって持つのでしたね」正しい持ち方をする． 園：「（2人で確認）大丈夫です．お願いします」 担：「えみちゃん，ちょっとチクッとするけどがんばろう，打つよ」 担任は，ゆっくり押し当てて打つ． 児：「あんまり痛くなかった」 担：「がんばったよ．偉かったね」 園：「ママにも連絡したからね．もう少しがんばろうね」 台の上に園児の足をのせる（足を15～30cm高くする）．
12：15	説　明	救急車到着 救急隊から，その後の状態確認のため電話がかかってくることがあります． 伝えた電話番号は，常につながるようにしておき，必要に応じて救急車がくるまでの応急手当の方法などを聞いておきましょう． 先ほどの記録の時間について， ① 誤食した時間（大体でも）　→11：15 ② 症状が初めて出た時間（症状ごとに記録できるとなおよい） →唇の腫れが見られる　11：30 ③ 薬を飲ませた時間　→11：35 ④ せき込みだした時間　→11：50 ⑤ エピペン®を打った時間　→11：55 今回は，このように記録しています． ―――以上が，ロールプレイです．――― 大人が集まったら，「観察・準備・連絡」など，役割分担に従い行動します． ロールプレイでは，3人だけで対応しましたが，救急車や保護者へ連絡する「連絡」，観察を開始した時刻やエピペン®を使用した時刻などを記録する「記録」，他の園児の対応などを行う「その他」の役割などが行えるようにしましょう．いつ起こるかわからないアナフィラキシーに備えて，役割分担を確認し，事前にシミュレーションを行うことが大切です．

c 実施した内容の評価

●**参加者に負担にならない程度のアンケートから，情報を見つける**

研修テーマが今回の目的に合っていたのか，対象者は合っていたのか，会場の設定はよかったのかなど，研修の内容を振り返り，次に活かすためにアンケートを活用することも一つの方法である．アンケートでは参加者の内容の理解度を確認し，参加者が今後のアレルギー対応に活用できるか，課題をもてたかなどを確認し，次の研修に繋げる．

d 参加者のニーズにこたえる

研修目的を明確にしたうえで，より参加者のニーズに沿った内容にするために，参加者の意見を取り入れることも一つの方法である．

●**申し込みの際に，質問内容を募集する**

事前に参加者からの質問内容を講師に伝え，研修内容に盛り込んでもらう．またはＱ＆Ａの形で回答してもらう．

●**終了後のアンケートに「今後，希望する内容等」を記入する欄を設け，意見をもらう**

参加者からの意見の中には，企画者側では考えていなかったような意見が出されることもある．取り入れてほしい内容などから，次回の研修内容のヒントが見つかることがある．

e 研修内容を，より理解してもらうために

●**ロールプレイで実際の対応を確認する**

アナフィラキシー発症時のエピペン®の対応などは，実際に起こると慌ててしまうものである．研修でロールプレイを行い，台本を見ながら手順などを確認する．それぞれが施設に戻ってから，訓練の一環としてロールプレイなどの研修内容を活用してもらうのもよい．

●**具体的な事例を，生活管理指導表に落とし込んでみる**

生活管理指導表は，施設で食事の対応をする際の基本となるものだが，一つ一つの項目を理解してもらうために，参加者全員で同じ事例を書き込んで実際の対応について確認する方法も，より理解を深めることに繋がる．

Column

多職種連携をするとき

●学校・保育施設・行政の職員構成

学校・保育施設や行政の各職場には，栄養士以外にも，教員・保育士・事務などさまざまな職種の職員がいる．

学校・保育施設では，栄養士は１人で配属されることが多く，多数の教員・保育士などと協力しながら担当業務に当たる．

行政では，教育委員会や給食センターなど，栄養士が複数配置されることもあるが，どのような職場でも，栄養士以外の他の職種との連携や協力は欠かせない．

【職種例】

・**学校**：教員，事務，調理員，用務員，スクールカウンセラー，スクールソーシャルワーカー，学校医　など
・**保育施設**：保育士，看護師，調理員，用務員，園医　など
・**行政**（教育委員会）：事務，指導主事，栄養士，医師
　　（給食センター）：事務，栄養士，調理員
　　（保育関係部署）：事務，栄養士，保育士
　　（健康施策関係部署）：事務，栄養士，歯科衛生士，保育士，保健師，医師

●学校における栄養士（栄養教諭・学校栄養職員）の役割

学校における栄養士の役割として，対応指針などでは以下のように示されている．

・文部科学省　「学校給食における食物アレルギー対応指針」*
　➡栄養教諭・学校栄養職員の主な役割例：給食調理・運営の安全管理，事故防止
・都道府県（参考例）：東京都教育庁　「学校給食における食物アレルギー対応役割分担表（例示）」
　➡栄養教諭・学校栄養職員の主な役割例：面談実施・調書作成，対応委員会参加，給食対応管理

具体的には，学校給食の調理作業や使用する食材，食物アレルギーに関する正しい知識，保護者から児童生徒の症状を正確に聞き取る力，適切な対応方法を検討する力，他の教職員や保護者にわかりやすく説明するスキルなど，給食運営のエキスパートとしての実行力を期待されている．

また，養護教諭と連携し，他の教職員へ積極的に関わる姿勢が望まれる．

●学校における他職種との連携の具体例（食物アレルギー対応委員会）

※文部科学省　「学校給食における食物アレルギー対応指針」p.12 参考．（https://www.mext.go.jp/component/a_menu/education/detail/__icsFiles/afieldfile/2015/03/26/1355518_1.pdf）

食物アレルギー対応委員会は，校長を責任者として，主に教職員で組織する校内委員会である．委員会では，校内の児童生徒の食物アレルギーに関する情報を集約し，安全に学校生活を送ることができるように対応方法や内容を協議・決定する．

●給食対応の基本方針の決定

学校給食における食物アレルギー対応のためのルールづくり，マニュアル作成などの協議・決定を行う．

栄養士は，調理施設（専用調理室や作業スペースの設置）の状況，調理員の配置状況，対応を必要とする児童生徒の人数や原因食物の種類，ガイドラインや対応指針，市町村教育委員会のルールやマニュアル，過去に当該学校で定めた取決めなどを踏まえ，より安全な対応に向けて必要であれば，取決めやルールの改善策を提案する．

また，他の教職員から，取決めやルールの改善策の提案があった場合は，同様に検討し，参加者全員が理解できるように改善策に対する考えや理由をフィードバックする．

●対応の決定と周知

保護者から提出された取組プラン案，面談時に作成した調書などの資料に基づき，対象となる児童生徒ごとに給食対応の詳細を検討し，個別の取組プランを決定する．

栄養士は，保護者から提出された取組プラン案や面談で聞き取った内容を，市町村教育委員会のルールやマニュアル，学校で定めた取決めに沿って整理し，給食のアレルギー対応の可否を検討する．

原則として，食物アレルギーの児童生徒にも給食を提供するが，例えば，調味料・出汁・添加物まで除去が必要な重篤なアレルギーがある場合は弁当対応を考慮するなど，安全を最優先とした判断が求められる．

対応委員会では，参加者全員が児童生徒の症状の程度や必要な対応が正しく理解できるよう，情報をわかりやすく整理して説明する．

児童生徒の症状の程度や必要な対応については，他の教職員が「食物・食材を扱う授業・活動」や「運動（体育・部活動等）」，「宿泊を伴う校外活動」での対応を検討する際にも，判断基準となる重要な情報である．

給食の時間だけでなく学校生活全般を通して，児童生徒が安全に安心して過ごせる環境づくりを進めるためには，対応委員会の開催前に，関係する教職員と情報共有や相談を進めておく必要がある．

●事故の情報共有と改善策の検討

どんなに対策を講じていてもヒューマンエラーは発生する．また，これまで食物アレルギーがなかった児童生徒が，学校で初めて食べた食材で新規に発症するケースも報告されている．誤食事故を未然に防いだヒヤリハットを含め，事案の原因を究明し，迅速に対策を講じることが重要である．

栄養士は，当日の詳細な献立内容や使用食材の成分表など関係書類の確認，作業工程表や食札など調理作業全体や対応食調理の関係書類の確認のほか，学級担任や調理員から児童生徒に対応食を引き渡した様子を聞き取るなど，時系列で情報を整理して管理職に指示を仰ぎながら原因を分析する．

原因が判明したら，調理員とともに給食室での対策を検討し，管理職に報告し指示を仰ぐ．

Column

地域の医師会や病院と連携するとき

わが国では，平成 26 年にアレルギー疾患対策基本法が成立し，平成 29 年にアレルギー疾患対策の推進に関する基本的な指針が策定された．

この法律等では，医師・医療関係者の責務として国や地方公共団体のアレルギー疾患対策に協力することや，学校等の施設の設置者・管理者（地方自治体や教育関係者，その他の設置者など）の責務としてアレルギー疾患に関する啓発などに努めることがそれぞれ示されている．

さらに，患者の生活の質の維持向上に向けて，保健師・栄養士，学校教職員や施設職員などの研修機会の確保，患者や家族に対する相談体制の整備，アレルギー疾患の正しい理解を深めるための教育の推進など，必要な施策を講ずることも位置付けられている．

学校などの子どもを預かる施設において，医師の正しい診断に基づく適切なアレルギー対応を進めるためには，地区医師会や地域の大学病院などとの連携協力は不可欠である．

また，行政ではアレルギー疾患対策以外にも，母子・学校保健，地域医療など多くの施策・事業で地区医師会や地域の大学病院などと連携協力を進めている．

保育所・学校・行政の栄養士として，各職場でどのような役割を担う場合であっても，このような既存の連携体制や事業のつながりを理解し，取り組む必要がある．

●行政と地区医師会の連携

地区医師会は，地域住民の健康を守り，適切な医療を受けられる環境整備のため，行政，歯科医師会・薬剤師会などの関連団体，地域にある大学病院や中核病院などと連携協力し，各種検診事業，学校保健活動，地域医療活動，感染症対策などの活動を行っている．

●行政と大学病院などの連携

地域の大学病院などは，高度な医療を提供する重要な拠点であるだけでなく，地域貢献として，行政と連携協力し，健康推進事業や災害時対応などの取り組みを行っている．

●学校・教育委員会における医師との連携

学校では，学校医が定期健康診断や学校保健委員会活動，食物アレルギー対応委員会などで来校するほか，感染症の流行期には，主に管理職・養護教諭が対応の指導・助言を受けている．

また，教育委員会では，学校保健事業や感染症対策について地区医師会へ直接相談するほか，多くの地域で，教職員代表や地区医師会などの関係団体の代表が参加する地区学校保健会が設立されており，事業の相談・助言を受けたり，情報共有や意見照会，合意形成の場として活用を図っている．

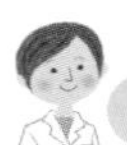

学校の栄養士（栄養教諭・学校栄養職員）に期待される役割

学校栄養士と医師との関わりについては，「学校医への相談」や「学校生活管理指導表（以下，管理指導表）を記入した医師との相談」などが考えられる．

給食提供が密接に関わる食物アレルギー対応については，校長から了承を得て，担任や養護教諭と連携しつつ，必要に応じて，教育委員会にも支援を求めるなど，企画・立案や交渉役として，食材や調理の専門知識を有する栄養士が積極的に関わる．

学校医に相談するケース

学校の食物アレルギー対応に関しては，学校の状況などを把握している学校医に相談する．養護教諭と連携し，まずは電話やメールで連絡をとり，複雑な内容であれば来校時に直接相談をお願いしてみる．

また，地域内の学校全体のアレルギー対応に関する内容などは，管理職を通じて学校として教育委員会へ相談し，教育委員会を通じて医師と相談していくことも検討する．

管理指導表を記入した医師に相談するケース

児童生徒を診察した医師は，保護者からの情報と診断内容をもとに，学校で対応が検討・決定できるよう，必要と考えられる情報を管理指導表に記入し，書面で学校へ伝えている．

食物アレルギーのある児童生徒全員について，医師に確認をすることは難しく，医師も常に応じてくれるとは限らないため，保護者の説明から状況を把握できず安全な対応ができない場合や保護者の希望が管理指導表の内容と異なっている場合など，学校のアレルギー対応を決定することができないときに限定して，管理指導表を記入した医師への相談を検討する．

また，管理指導表を記入した医師が，地区医師会や行政と連携協力する大学病院などに所属している場合もあるため，学校として教育委員会へ相談し，教育委員会を通じて相談していくことも検討する．

管理指導表を記入した医師への相談内容例　※調布市教育委員会が関わったケース

・保護者から管理指導表に記載のない食物の除去希望があった児童の対応について（最も多い相談）
・原因食物不特定の食物依存性運動誘発アナフィラキシーと診断された児童の給食対応や食後の配慮について
・鶏卵アレルギーと診断された児童の校外学習時（施設見学・マヨネーズづくり体験）の対応について
・除去解除後に学校給食で軽い症状が頻発した児童の対応について　など

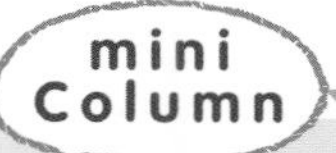

医師への相談の際の注意ポイント
～言ってしまいそうで，言ってはいけないフレーズ～

❌「最後に症状が出たときから２年たっていて，保護者も食べられると言ってきたのですが，どんな状態ですか？　**再検査は必要ないですか？**」

➡ ⭕「保護者から除去解除の希望があったので，主治医の先生にご相談するようお勧めしました．学校でも，解除が可能か検討したいのですが，保護者の了承は得ていますので，○○さんの症状の程度など差支えのない範囲で教えていただけますか？」

❌「保護者がキウイも食べられないと言っているのですが，**管理指導表に書いてもらえますか？**」

➡ ⭕「保護者が管理指導表に記載のないキウイの除去を希望されていますが，主治医の先生との相談をお勧めしてもよろしいですか？」

❌「保護者が過去に症状が出たときに血液検査はしなかったと言っているので，**検査してもらえますか？**」

➡ ⭕「保護者がアレルギー症状が出たときに血液検査をしなかったとおっしゃっているのですが，先生のお考えをご教示いただけますでしょうか？」

医師への確認は必要最小限に．あくまでも医師の指示に従うが，懸念事項は伝えてみる．

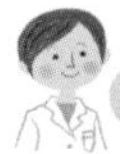

教育委員会の栄養士に期待される役割

教育委員会の栄養士と医師との関わりについては，主に「教育委員会マニュアルなどの作成に関する相談」，「地域内の学校のアレルギー対応に関する相談」，「学校に提出された管理指導表の分析に関する相談」などが考えられる．

●調布市での取り組み例

調布市では，調布市医師会や東京慈恵会医科大学附属第三病院，東京都立小児総合医療センターの協力のもと，以下のような連携の取り組みを継続している．教育委員会の栄養士は，学校勤務の経験を活かし，適切な診断など食物アレルギーの最新情報を学んだ上で，情報の分析，論点の整理，対応策の相談・調整など専門的な知識を活かした業務のほか，関係する会議で，行政職（事務職員）に代わって，担任・学校管理職・養護教諭が担う学習活動や緊急時の対応などについての説明も担っている．

・調布市医師会との連携

調布市では，地区医師会に指導・助言を受ける場として，平成 25 年度から医療・教育連携会議を設置している．

平成 25 年度には，鶏卵の加熱・非加熱を分けて対応することや，調味料等の取り扱いなど，完全除去の例外対応を検討する際に助言を受け，方針を決定した．その際，学校医などの会員への周知は，地区医師会で対応した．

平成 29 年度からは，地区医師会からの提案で，「管理指導表の内容」と「学校の実際の対応状況」を分析し，「不必要と思われる除去対応」を少しでも減らすために，セカンドオピニオン勧奨の取り組みを導入した．

・調布市・狛江市・東京慈恵会医科大学附属第三病院によるアレルギー対応ホットライン

平成 24 年 12 月に調布市で発生した，食物アレルギーによるアナフィラキシーが原因と考えられる児童の死亡事故を背景に，東京慈恵会医科大学附属第三病院から，近隣市として調布市・狛江市にアレルギーパッケージ対応に関する提案を受け，平成 25 年 9 月からアレルギー対応ホットラインの運用を開始している（https://www.city.chofu.tokyo.jp/www/contents/1376380742779/index.html）．

また，この提案の一環で，ホットライン運用の 4ヵ月前となる平成 25 年 5 月から，アレルギー・アナフィラキシー対応講習会を開始している．

・アレルギー相談

調布市では，平成 26 年度から地域保健を所管する福祉健康部を中心に，東京都立小児総合医療センターや地区医師会の協力を得て，市民対象のアレルギー相談事業を実施している．

相談事業報告会として，市・教育委員会，病院，地区医師会を交えた情報交換の場をもつなど，連携を図っている．

索　引

あ

か

さ

た

な

は

ま

や

ら

［監修者略歴］

海老澤元宏

1985 年　東京慈恵会医科大学医学部卒業
1988 年　国立小児医療研究センターアレルギー研究室レジデント
1991 年　米国ジョンス・ホプキンス大学医学部内科臨床免疫学教室ポストドクトラルフェローシップ
1995 年　国立相模原病院小児科医員
2000 年　同　医長
2001 年　同　臨床研究センター病態総合研究部長
2003 年　同　臨床研究センターアレルギー性疾患研究部長
2012 年　東京慈恵会医科大学小児科学教室客員教授
2020 年　国立病院機構相模原病院臨床研究センター臨床研究センター長

［編者略歴］

柳田紀之

2001 年　東北大学医学部卒業
2001 年　東北大関連病院
（東北大学病院，大崎市民病院，仙台医療センター，仙台市立病院，宮城こども病院）
2007 年　相模原病院小児科レジデント
2010 年　仙台医療センター小児科医師
2012 年　相模原病院小児科医師
2014 年　同　医長
2020 年　同　科長（現職）

林　典子

1991 年　上智大学経済学部経済学科卒業
2016 年　日本女子大学大学院家政学研究科食物栄養学専攻修士課程修了
1991 年　株式会社福武書店（現ベネッセコーポレーション）入社
2006 年　国立病院機構相模原病院臨床研究センター研究員
2016 年　湘北短期大学生活プロデュース学科講師
2019 年　湘北短期大学生活プロデュース学科准教授
2020 年　十文字学園女子大学人間生活学部健康栄養学科准教授

そのまま使える！
シーン別 食物アレルギーの栄養食事指導

2020 年 8 月 1 日　1 版 1 刷　©2020

監修者
海老澤元宏

編　者
柳田紀之　林　典子

発行者
株式会社 南山堂　代表者 鈴木幹太
〒113-0034　東京都文京区湯島 4-1-11
TEL 代表 03-5689-7850　www.nanzando.com

ISBN 978-4-525-63391-2　定価（本体 2,700 円＋税）